Introducción a la Microdosis de Hongos con Psilocibina

Todo lo que necesitas saber antes de comenzar

Edición Actualizada

Carlos Uhart M.

Introducción a la Microdosis de Hongos con Psilocibina

Publicado por Zythos Media™

Tabla de contenido

Prólogo

En los últimos años, el interés por las sustancias psicodélicas ha experimentado un renacimiento sin precedentes.

Desde las antiguas ceremonias chamánicas hasta los laboratorios de investigación más avanzados, los hongos con psilocibina han sido protagonistas de una historia fascinante que combina tradición, ciencia y exploración de la conciencia humana.

La psilocibina, el compuesto activo de los llamados "hongos mágicos", ha sido utilizada durante siglos por diversas culturas como una herramienta para la curación, la introspección y la conexión espiritual.

Sin embargo, no fue hasta el siglo XX que la ciencia occidental comenzó a redescubrir su potencial, gracias a los trabajos pioneros de investigadores como Richard Schultes, Blas Reko, Gordon Wasson, Valentina Pavlovna, Albert Hofmann, Timothy Leary y Terence Mckenna, entre otros.

Hoy, en pleno siglo XXI, estamos presenciando un resurgimiento del interés por estas sustancias, no solo por sus efectos psicodélicos, sino también por su potencial terapéutico en el tratamiento de trastornos mentales como la depresión, la ansiedad y el estrés postraumático.

Este libro no es solo una guía práctica sobre la microdosis de psilocibina, sino también un viaje a través de la historia, la biología y la neurociencia de estos fascinantes organismos.

A lo largo de sus páginas, exploraremos desde los orígenes evolutivos de los hongos hasta los mecanismos neuroquímicos que explican cómo la psilocibina interactúa con nuestro cerebro.

La microdosis es una práctica que consiste en consumir cantidades subperceptuales de un compuesto psicodélico como la psilocibina, que ha ganado popularidad como una herramienta para mejorar la creatividad, la productividad y el bienestar emocional.

Sin embargo, es importante abordar este tema con cautela y respeto, reconociendo tanto sus potenciales beneficios como sus limitaciones.

En un mundo donde el estrés, la ansiedad y la desconexión emocional son cada vez más comunes, la psilocibina ofrece una ventana hacia nuevas formas de entender y sanar la mente humana.

Se trata de una invitación a explorar ese potencial, siempre con respeto por la ciencia, la tradición y la experiencia personal.

Que este viaje a través de las páginas de *Introducción a la Microdosis de Hongos con Psilocibina* sea tan

enriquecedor y transformador como el viaje interior
que estos fascinantes organismos pueden ofrecer.

Carlos Uhart M.

Introducción

Este libro está diseñado para que cada capítulo pueda ser consultado de forma independiente, pero estructurado para que una lectura progresiva permita desarrollar una comprensión más profunda sobre la categorización de los diferentes tipos de psicodélicos, dando un repaso a los orígenes, la historia y el contexto de uso de la microdosis de psilocibina, su tema principal.

Nuestro objetivo en este punto es compartir nuestra propia experiencia de aprendizaje, producto de una abundante consulta a lectura especializada y de la experiencia directa en el cultivo de hongos con psilocibina, así como en su utilización a través de la microdosificación y dosis completas.

Buscamos establecer un punto de partida sobre cómo aproximarnos a este tema de forma responsable e informada.

Comenzamos revisando parte de la milenaria historia de los hongos psicodélicos y su redescubrimiento moderno a inicios del siglo XX en las sierras mexicanas, analizando las referencias a los más recientes estudios científicos que han investigado sus potenciales beneficios para la salud general.

Finalmente, damos paso al análisis detallado de cada protocolo de microdosis, incluyendo frecuencia, dosis e interacciones con otros compuestos, como los antidepresivos, sus ventajas y desventajas.

Además, hemos incluido un apartado básico sobre cultivo, donde explicamos los conceptos fundamentales y los materiales necesarios para quienes deseen iniciarse en esta práctica.

Sin embargo, este no es un libro que promueva la automedicación o el autodiagnóstico, ni tampoco se adentra en técnicas avanzadas de producción.

Se trata más bien de un esfuerzo documental que busca servir como referencia para aquellos que comienzan a interesarse en los temas específicamente asociados al consumo de microdosis de psilocibina y se hayan visto abrumados ante la abundante desinformación que circula en Internet.

Está formado y construido a partir de las más recientes referencias bibliográficas, ampliamente detalladas al final del libro.

Esperamos sin duda cumplir con las expectativas desarrolladas en esta introducción.

Hemos intentado reducir los errores al mínimo, pero si esto no ha sido suficiente, por favor, escríbenos un correo electrónico a contacto@zythos.media y lo revisaremos cuanto antes.

I. ¿Qué son los hongos?

Los hongos son seres vivos que pertenecen al reino Fungi, uno de los cinco reinos en los que se clasifica la vida conocida.

Esta clasificación fue propuesta originalmente por el ecólogo Robert Whittaker en 1969, quien distinguió los reinos Animalia (animales), Plantae (plantas), Protista (organismos eucariotas unicelulares) y Monera (organismos procariotas, como bacterias).

Los hongos, sin embargo, conforman un reino aparte debido a sus características únicas, que los diferencian claramente de otros organismos.

El término Fungi designa a un grupo diverso de organismos eucariotas (células con núcleo definido) que incluye mohos, levaduras y hongos productores de setas.

Aunque tradicionalmente se les ha asociado con las plantas, los hongos no pertenecen a este reino.

A diferencia de las plantas, los hongos no tienen hojas, raíces ni clorofila, por lo que no pueden realizar fotosíntesis.

En su lugar, obtienen nutrientes a través de la absorción, descomponiendo materia orgánica o estableciendo relaciones simbióticas con otros organismos.

Origen y evolución

El origen de los hongos sigue siendo un tema de debate en la comunidad científica.

Se estima que evolucionaron hace aproximadamente mil millones de años, aunque no existe consenso sobre cómo ocurrió este proceso.

Algunas teorías sugieren que los hongos podrían haber evolucionado a partir de algas unicelulares similares a las cianobacterias, mientras que otras proponen un ancestro común con las células procariotas.

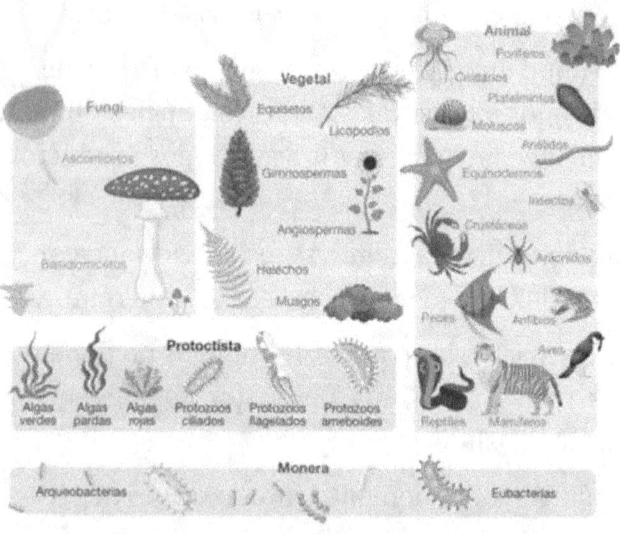

Reinos de la vida

Estas hipótesis se basan en similitudes en las estructuras celulares, los mecanismos metabólicos y

I. ¿Qué son los hongos?

Los hongos son seres vivos que pertenecen al reino Fungi, uno de los cinco reinos en los que se clasifica la vida conocida.

Esta clasificación fue propuesta originalmente por el ecólogo Robert Whittaker en 1969, quien distinguió los reinos Animalia (animales), Plantae (plantas), Protista (organismos eucariotas unicelulares) y Monera (organismos procariotas, como bacterias).

Los hongos, sin embargo, conforman un reino aparte debido a sus características únicas, que los diferencian claramente de otros organismos.

El término Fungi designa a un grupo diverso de organismos eucariotas (células con núcleo definido) que incluye mohos, levaduras y hongos productores de setas.

Aunque tradicionalmente se les ha asociado con las plantas, los hongos no pertenecen a este reino.

A diferencia de las plantas, los hongos no tienen hojas, raíces ni clorofila, por lo que no pueden realizar fotosíntesis.

En su lugar, obtienen nutrientes a través de la absorción, descomponiendo materia orgánica o estableciendo relaciones simbióticas con otros organismos.

Origen y evolución

El origen de los hongos sigue siendo un tema de debate en la comunidad científica.

Se estima que evolucionaron hace aproximadamente mil millones de años, aunque no existe consenso sobre cómo ocurrió este proceso.

Algunas teorías sugieren que los hongos podrían haber evolucionado a partir de algas unicelulares similares a las cianobacterias, mientras que otras proponen un ancestro común con las células procariotas.

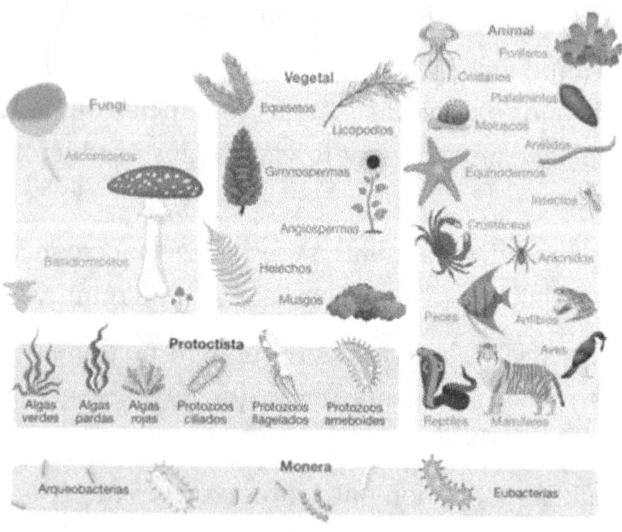

Reinos de la vida

Estas hipótesis se basan en similitudes en las estructuras celulares, los mecanismos metabólicos y ciertas características genéticas y bioquímicas compartidas.

Lo que sí está claro es que, una vez separados de otros organismos, los hongos evolucionaron de manera independiente, adaptándose a una amplia variedad de ambientes.

Desarrollaron estrategias de alimentación diversas, como la descomposición de materia orgánica, la absorción de nutrientes del suelo y la simbiosis con plantas y otros organismos.

Un ejemplo notable de esta simbiosis es la micorriza, una asociación mutualista entre hongos y raíces de plantas en la que ambos se benefician: los hongos obtienen carbohidratos producidos por la planta a través de la fotosíntesis, mientras que las raíces reciben nutrientes minerales, como fósforo y nitrógeno, que el hongo absorbe del suelo.

Diversidad y características

Los hongos son organismos increíblemente diversos, con más de 144.000 especies descritas y se estima que podrían existir entre 2,2 y 3,8 millones de especies en total.

Esta diversidad se refleja en sus formas de vida, que van desde organismos microscópicos, como las levaduras, hasta estructuras macroscópicas, como las setas.

Además, los hongos desempeñan roles ecológicos cruciales, como la descomposición de materia orgánica, lo que recicla nutrientes y mantiene el equilibrio en los ecosistemas.

Una de las características más fascinantes de los hongos es su estructura vegetativa, conocida como micelio.

El micelio está formado por una red de filamentos llamados hifas, que se extienden bajo tierra o dentro de sustratos orgánicos.

Esta red no solo permite la absorción de nutrientes, sino que también facilita la comunicación y el intercambio de recursos entre diferentes organismos.

De hecho, el micelio ha sido comparado con una "red neuronal natural" debido a su capacidad para transmitir señales y responder a cambios en el entorno.

El ser vivo más grande del planeta

Un ejemplo extraordinario de la magnitud que pueden alcanzar los hongos es el micelio de *Armillaria ostoyae*, descubierto en Oregon, Estados Unidos.

Este organismo, conocido como el "hongo de la miel", se extiende por un área de aproximadamente 9 kilómetros cuadrados, pesa alrededor de 600 toneladas y se estima que tiene 2.000 años de antigüedad.

Este micelio no solo es el ser vivo más grande del planeta en términos de extensión, sino que también es un testimonio de la resiliencia y adaptabilidad de los hongos.

Naturaleza y sociedad

Más allá de su relevancia ecológica, los hongos han desempeñado un papel fundamental en la historia humana.

Han sido utilizados en la alimentación, la medicina y la fermentación desde tiempos ancestrales.

Por ejemplo, las levaduras Saccharomyces cerevisiae son esenciales en la producción de pan, cerveza y vino, mientras que algunos hongos, como el Penicillium, han revolucionado la medicina con la producción de antibióticos.

En la actualidad, los hongos también están siendo estudiados por su potencial en la biorremediación (limpieza de contaminantes ambientales), la producción de biocombustibles y el desarrollo de materiales sostenibles, como el micelio como sustituto del plástico.

Además, los hongos psicodélicos, como los del género *Psilocybe*, han despertado un creciente interés por sus posibles aplicaciones en el tratamiento de trastornos mentales, como la depresión y el estrés postraumático.

¿Cómo se clasifican los hongos?

La diversificación de los hongos es un proceso fascinante que se cree ocurrió hace aproximadamente 500 millones de años, con la aparición de los primeros hongos terrestres.

Este evento marcó un hito evolutivo, ya que permitió a los hongos colonizar nuevos ambientes y adaptarse a una amplia variedad de nichos ecológicos.

Esta adaptación les brindó acceso a diferentes fuentes de nutrientes, lo que impulsó la aparición de nuevas especies y estrategias de supervivencia.

Hoy en día, los hongos se clasifican en cuatro categorías principales según sus estrategias de alimentación e interacción con el entorno.

Estas categorías reflejan la increíble versatilidad ecológica de los hongos y su capacidad para desempeñar roles clave en los ecosistemas.

1. Hongos saprófitos

Los hongos saprófitos son organismos que se alimentan de materia orgánica en descomposición, como hojas muertas, madera caída o excrementos.

Desempeñan un papel crucial en los ciclos biogeoquímicos, especialmente en el ciclo del carbono y el ciclo del nitrógeno, al descomponer la materia orgánica y liberar nutrientes que pueden ser utilizados por otros seres vivos.

Sin ellos, los ecosistemas se verían inundados de materia orgánica sin procesar.

Un ejemplo destacado de hongos saprófitos son los hongos del género *Psilocybe*, que son el foco de este libro.

Estos hongos crecen típicamente en el excremento de rumiantes, donde sus esporas germinan y desarrollan un micelio que posteriormente fructifica en forma de setas.

Su capacidad para descomponer materia orgánica los convierte en actores esenciales en la regeneración de nutrientes en los ecosistemas.

2. Hongos micorrizógenos

Los hongos micorrizógenos establecen una relación simbiótica con las raíces de las plantas, conocida como micorriza.

Esta asociación es mutualista, ya que los hongos proporcionan a la planta nutrientes esenciales, como fósforo y nitrógeno, que absorben del suelo con mayor eficiencia que las raíces de las plantas.

A cambio, las plantas suministran a los hongos carbohidratos producidos mediante la fotosíntesis.

Este tipo de simbiosis es fundamental para la salud de muchos ecosistemas, ya que mejora la absorción de nutrientes y la resistencia de las plantas a enfermedades y estrés ambiental.

Un ejemplo notable de hongo micorrizógeno es la Amanita muscaria, conocida por sus compuestos psicoactivos, como el ácido iboténico y el muscimol.

Aunque es famosa por sus propiedades psicodélicas, también desempeña un papel ecológico importante en los bosques templados.

3. Hongos liquenizados

Los hongos liquenizados forman una simbiosis única con algas o cianobacterias, dando lugar a organismos compuestos conocidos como líquenes.

En esta relación, los hongos proporcionan estructura, protección y acceso a nutrientes minerales, mientras que las algas o cianobacterias realizan la fotosíntesis y comparten los carbohidratos producidos con los hongos.

Los líquenes son organismos extremadamente resistentes, capaces de colonizar ambientes hostiles, como rocas desnudas, desiertos y regiones polares.

Son pioneros en la sucesión ecológica, preparando el terreno para que otras formas de vida se establezcan.

Además, los líquenes son bioindicadores de la calidad del aire, ya que son sensibles a la contaminación atmosférica.

4. Hongos parásitos

Los hongos parásitos son aquellos que obtienen nutrientes directamente de otros seres vivos, causando enfermedades en sus huéspedes.

Pueden infectar a plantas, animales e incluso humanos y son responsables de una amplia gama de enfermedades.

En el caso de las plantas, un ejemplo es el mildiu de la vid (*Plasmopara viticola*), que puede arruinar cosechas enteras de uvas, o la roya del rosal (*Phragmidium mucronatum*), que afecta a plantas ornamentales reduciendo su vitalidad.

Estas infecciones no solo comprometen la producción de alimentos, sino que también generan pérdidas económicas considerables para los agricultores.

En el ámbito de la fauna, la aspergilosis es una enfermedad respiratoria que afecta principalmente a las aves, causando dificultades para respirar y, en casos graves, la muerte.

En mamíferos, como los perros, la blastomicosis es una infección fúngica que puede dañar los pulmones, la piel y otros órganos, representando un riesgo para la salud animal.

En los seres humanos, los hongos parásitos son responsables de diversas enfermedades como la candidiasis, una infección causada por hongos del género Candida que afecta la piel, las mucosas y en casos severos, órganos internos.

Otras enfermedades fúngicas, como la aspergilosis, pueden infectar los pulmones, mientras que la criptococosis puede afectar el sistema nervioso central, causando complicaciones potencialmente mortales.

Aunque los hongos parásitos suelen tener una connotación negativa debido a su capacidad para causar enfermedades, también actúan como reguladores naturales de poblaciones, controlando el crecimiento excesivo de ciertas especies y previniendo la dominancia de un solo organismo en un hábitat.

Por ejemplo, al infectar y debilitar a plantas o animales enfermos o menos adaptados, los hongos parásitos contribuyen a la selección natural, favoreciendo la supervivencia de individuos más resistentes y saludables.

Además, los hongos parásitos participan en la descomposición de materia orgánica, especialmente cuando infectan a organismos moribundos o muertos, acelerando su desintegración y liberando nutrientes al suelo.

Este ciclo de nutrientes es esencial para la salud de los ecosistemas, ya que permite que otros seres vivos, como plantas y microorganismos, aprovechen estos recursos.

En resumen, aunque su impacto negativo en la salud humana, animal y vegetal es innegable, los hongos parásitos son componentes vitales de los ecosistemas.

Su capacidad para regular poblaciones, reciclar nutrientes y mantener el equilibrio ecológico subraya la importancia de comprender y valorar su papel en la naturaleza, más allá de su reputación como agentes patógenos.

II. Un poco de historia

Los hongos que contienen psilocibina, popularmente conocidos como "hongos mágicos", han sido utilizados por diversas culturas a lo largo de la historia, especialmente en Mesoamérica.

Su uso se remonta a civilizaciones antiguas como los aztecas, y ha persistido en comunidades indígenas más recientes, como los mazatecos, mixtecos y zapotecos.

Estos hongos no solo han desempeñado un papel central en rituales religiosos y curativos, sino que también han dejado una huella profunda en el arte, la cultura y la historia de estas sociedades.

Evidencias arqueológicas y artísticas

Las primeras evidencias del uso de hongos con psilocibina provienen de hallazgos arqueológicos en Mesoamérica, en donde se han descubierto vasijas en forma de hongos asociadas a los períodos preclásico y clásico de la civilización maya, que abarcan desde el año 500 a. C. hasta el 900 d. C.

Estas vasijas, encontradas en regiones que hoy corresponden a México, Guatemala, Honduras y El Salvador, sugieren que los hongos eran utilizados en ceremonias rituales y posiblemente en contextos medicinales.

Además, representaciones de hongos aparecen en obras de arte que sobrevivieron a la colonización, como el Codex Vindobonensis, el Codex Magliabechiano y los famosos frescos de Tepantitla en la ciudad de Teotihuacán.

Estas representaciones reflejan la importancia simbólica y espiritual que los hongos tenían en estas culturas.

La carne de los dioses

En el idioma náhuatl, hablado por los aztecas, los hongos con psilocibina eran conocidos como "teonanácatl", un término que puede traducirse como "carne de los dioses".

Este nombre subraya la reverencia con la que se trataba a estos hongos, considerados un vínculo entre lo divino y lo humano.

Según los relatos históricos, los hongos se consumían en ceremonias religiosas y rituales de adivinación, donde se creía que permitían a los participantes comunicarse con los dioses y acceder a conocimientos espirituales.

Uno de los primeros registros documentados sobre el uso de estos hongos proviene de un indígena llamado Tezozómoc, quien en 1598 describió en español antiguo el consumo de "hongos embriagantes" durante la coronación de Moctezuma II en 1502.

**"[...] los estrangeros les dieron á comer hongos montesinos que se embriagaron con ello, y con esto entraron a la dança [...]"**

Este testimonio no solo confirma el uso ceremonial de los hongos, sino que también sugiere su papel en celebraciones sociales y festivas.

Relatos coloniales y represión

Con la llegada de los colonizadores españoles, el uso de hongos con psilocibina comenzó a ser documentado con mayor detalle, aunque desde una perspectiva marcadamente negativa.

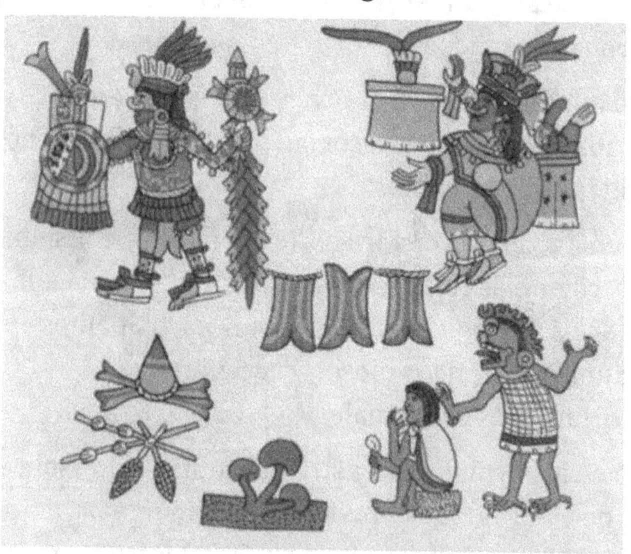

Codex Magliabecchianus

El fraile franciscano Bernardino de Sahagún, en su obra "Historia General de las Cosas de Nueva

España", describió el uso de hongos en contextos recreativos, religiosos, médicos y adivinatorios.

> **"[...] los que los comen [...] sienten vascas del corazón y ven visiones a las veces espantables y a las veces de risa; a los que muchos de ellos provocan a lujuria y aunque sean pocos. Y a los mozos locos o traviesos dícenles que han comido nanacatl"**

Sin embargo, los misioneros españoles consideraban que el consumo de hongos y otras plantas psicoactivas permitía que "el demonio se apoderara" de quienes los usaban.

Para 1620, el Tribunal de la Inquisición declaró herético su uso, junto con el de cualquier otra planta "embriagante".

Esta decisión llevó a una represión severa de curanderos, chamanes y cualquier persona que consumiera o promoviera el uso de estos hongos.

Como resultado, las prácticas tradicionales asociadas a los hongos con psilocibina se vieron obligadas a pasar a la clandestinidad, manteniéndose en secreto durante casi 300 años.

A pesar de la represión colonial, el conocimiento sobre los hongos con psilocibina se preservó en comunidades indígenas, especialmente entre los mazatecos de la región de Oaxaca, México.

Redescubrimiento

La investigación científica de las sustancias psicodélicas comenzó a finales del siglo XIX, cuando el químico alemán Arthur Heffter logró aislar la mescalina en la década de 1890.

Este alcaloide psicoactivo, extraído del cactus mexicano peyote (Lophophora williamsii), marcó el inicio de los estudios modernos sobre sustancias psicodélicas.

Sin embargo, el redescubrimiento científico del uso tradicional de los hongos con psilocibina no ocurriría hasta varias décadas después, gracias al trabajo pionero de investigadores como Richard Evan Schultes y Blas Pablo Reko.

Los primeros pasos: Schultes y Reko

El interés por los hongos con psilocibina surgió en gran parte gracias a las crónicas históricas que documentaban su uso en Mesoamérica.

Schultes, un biólogo estadounidense, se inspiró en los escritos de Francisco Hernández de Toledo, un médico y botánico español que, entre 1571 y 1577, exploró las propiedades farmacológicas de las plantas mexicanas por encargo del rey Felipe II.

En sus registros, Hernández mencionaba los hongos "teonanácatl", descritos como una sustancia sagrada utilizada en rituales indígenas.

Sin embargo, cuando Schultes buscó más información en la literatura científica de su época, se encontró con una sorpresa: el doctor William E. Safford, una autoridad en botánica en Estados Unidos negaba la existencia de estos hongos.

Safford argumentaba que los cronistas españoles del siglo XVI carecían de conocimientos botánicos suficientes y habían confundido los hongos con el peyote.

Esta postura dominó el pensamiento académico durante años, hasta que Schultes descubrió una carta en el Herbario Nacional de Estados Unidos en Washington.

La misiva, fechada el 18 de julio de 1923, había sido enviada desde Guadalajara, México, por Blas Pablo Reko, un médico austriaco radicado en ese país.

En ella, Reko contradecía directamente a Safford, afirmando:

"Veo en la descripción de la lophophora (peyote) que el doctor Safford piensa que esta planta se refiere al teonanácatl de Sahagún, algo ciertamente equivocado. En realidad, se trata de un hongo que crece en

el estiércol y que todavía es usado por los indios de la Sierra de Juárez en Oaxaca durante sus fiestas religiosas"

A pesar de las conclusiones de Safford, este había conservado la carta junto a un espécimen de peyote, lo que permitió a Schultes descubrirla años después.

La expedición a la Sierra Mazateca

Tras este hallazgo, Schultes se puso en contacto con Reko y en el verano de 1938 viajaron juntos a la Sierra Mazateca en Oaxaca.

Allí, se unieron a Jean Basset Johnson e Irmgard Weitlaner, investigadores que formaban parte de un equipo liderado por el antropólogo inglés Bernard Bevan.

Con la ayuda de un comerciante local llamado José Dorantes, lograron asistir a una ceremonia indígena en la que se consumían hongos con psilocibina.

Esta velada, celebrada la noche del 16 de julio de 1938, marcó la primera observación documentada del uso ritual de estos hongos por parte de investigadores occidentales.

Durante la ceremonia, Johnson notó que el chamán parecía actuar como un "vehículo" para los hongos, permitiendo que estos se manifestaran a través de su cuerpo y su voz.

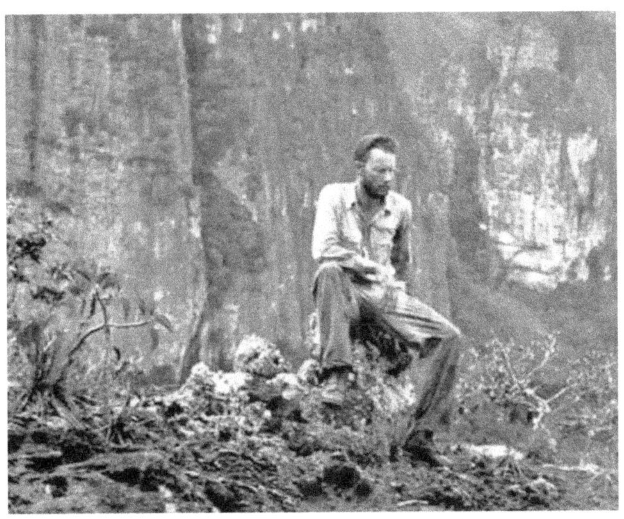

Richard Evan Schultes

Weitlaner, por su parte, documentó el uso de otras plantas psicoactivas, como las "Semillas de la Virgen" (*Turbina corymbosa*) y la "Hierba María", que años más tarde se identificaría como Salvia divinorum.

Johnson compartió sus observaciones con Schultes y Reko, destacando que los hongos no solo eran un medio de transformación espiritual, sino que también desempeñaban un papel central en los rituales de adivinación y curación.

Gracias a esta expedición, Schultes y Reko confirmaron la existencia de al menos tres variedades de hongos psicoactivos, conocidos localmente como San Isidro, Derrumbe y Tsamikindi (en mazateco).

Sin embargo, el estallido de la Segunda Guerra Mundial interrumpió sus investigaciones, dejando muchas preguntas sin respuesta.

A pesar de ello, su trabajo sentó las bases para futuros estudios y no fue hasta finales de la década de 1950 que el etnomicólogo Gordon Wasson y el micólogo Roger Heim retomaron la investigación.

Juntos, identificaron al menos 24 especies diferentes de hongos psicoactivos, confirmando la afirmación de Schultes de que el término teonanácatl no se refería a un solo hongo, sino a una amplia variedad de especies con propiedades psicodélicas.

Este descubrimiento marcó un hito en la comprensión científica de los hongos con psilocibina y su papel en las culturas indígenas.

Gordon Wasson y Valentina Pavlovna

En 1952, el escritor inglés Robert Graves, conocido por su exitosa novela histórica "Yo, Claudio" (publicada en 1934), envió un recorte de prensa al matrimonio formado por el banquero y etnobotánico estadounidense Gordon Wasson y la pediatra y etnomicóloga rusa Valentina Pavlovna.

El artículo, escrito por Richard Schultes, entonces profesor de Ciencias Naturales en la Universidad de Harvard afirmaba que los frailes españoles que llegaron a México en el siglo XVI habían documentado la existencia de un culto indígena a los hongos.

Schultes también mencionaba que, durante sus viajes, había logrado recolectar algunos especímenes de estos hongos.

Robert Graves, quien en su novela había explorado la idea del envenenamiento con hongos (específicamente con Amanita phalloides) como causa de la muerte del emperador romano Claudio, estaba fascinado por el tema.

Por su parte, los Wasson llevaban casi 25 años estudiando el papel cultural de los hongos en diferentes sociedades.

Sus investigaciones en Europa les habían permitido conceptualizar dos actitudes predominantes en las culturas antiguas: la micofilia (atracción hacia los hongos) y la micofobia (rechazo o aversión hacia ellos).

Sin embargo, hasta entonces no habían explorado el papel de los hongos en Mesoamérica.

Inspirados por el recorte de prensa enviado por Graves, los Wasson decidieron volcar su atención hacia los hongos mesoamericanos.

Contactaron con Richard Schultes, Blas Pablo Reko, Jean Basset Johnson e Irmgard Weitlaner, quienes ya habían realizado investigaciones pioneras en la región.

Con su ayuda, organizaron una serie de expediciones a Huautla de Jiménez, en el estado de Oaxaca, México, con el objetivo de identificar y estudiar los hongos utilizados en los rituales indígenas.

La velada con María Sabina

Tras varias visitas a la región, la noche del 29 de junio de 1955, Gordon Wasson y el fotógrafo Allan Richardson fueron admitidos en una ceremonia oficiada por la famosa chamana mazateca María Sabina.

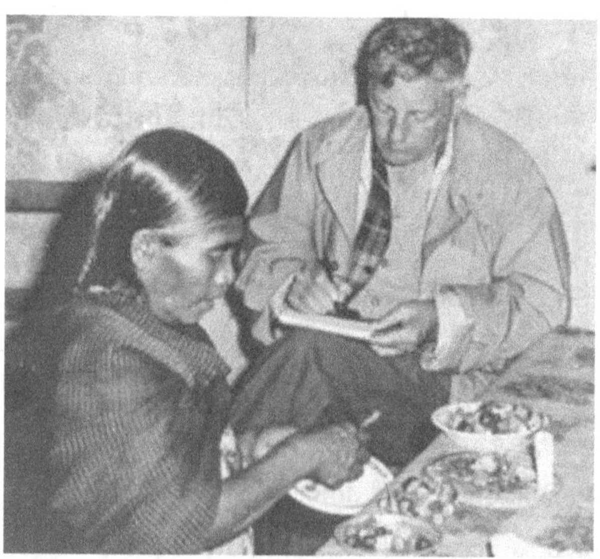

María Sabina y Gordon Wasson

Durante la velada, Wasson y Richardson consumieron seis pares de hongos conocidos localmente como "Derrumbes", mientras que María Sabina ingirió trece pares.

Esta experiencia marcó un hito histórico, ya que fueron los primeros occidentales en participar, documentar y reportar detalladamente los efectos de consumir hongos con psilocibina en un contexto ritual.

Wasson describió la ceremonia como una experiencia profundamente transformadora, en la que los hongos actuaban como un puente hacia lo divino.

María Sabina, por su parte, guio la velada con cantos y oraciones, actuando como intermediaria entre los participantes y los espíritus.

Este evento no solo confirmó el uso tradicional de los hongos entre los mazatecos, sino que también abrió las puertas a su estudio científico.

Publicación en Life y aislamiento de la psilocibina

En 1957, Gordon Wasson y Valentina Pavlovna publicaron un artículo histórico en la revista Life titulado "Seeking the Magic Mushroom".

En él, describían sus experiencias durante los rituales con hongos y presentaban al mundo occidental el uso tradicional de estos organismos entre los mazatecos.

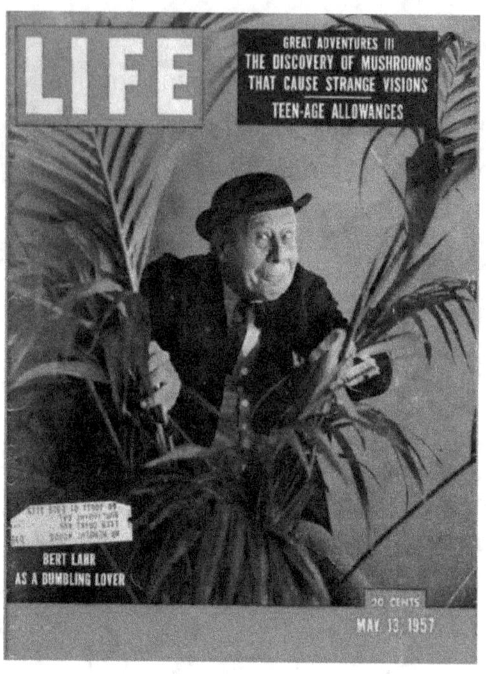

Life Magazine, 1957

Este artículo despertó un interés global por los hongos psicodélicos y su potencial cultural y terapéutico.

Ese mismo año, el químico suizo Albert Hofmann, conocido por haber sintetizado el LSD (dietilamida del ácido lisérgico), logró aislar la psilocibina a partir de hongos Psilocybe mexicana.

Estos hongos habían sido cultivados en París por el micólogo Roger Heim, director del Museo Nacional de Historia de Francia, a partir de esporas recolectadas durante una de las expediciones de Wasson.

Hofmann, quien trabajaba para la compañía farmacéutica Sandoz, ya era una figura destacada en el estudio de las sustancias psicodélicas, y su descubrimiento de la psilocibina marcó un hito en la investigación científica de estos compuestos.

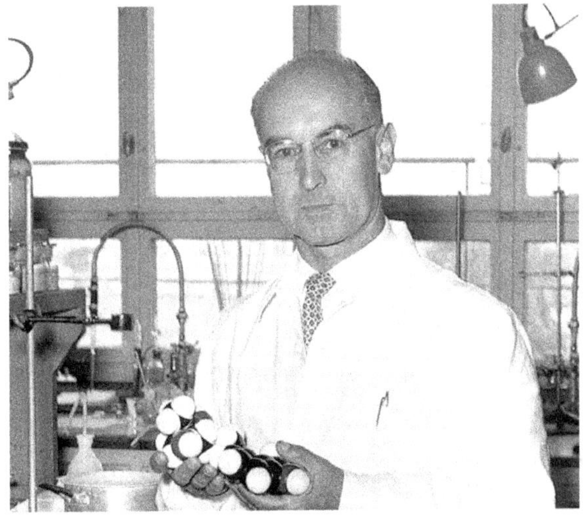

Albert Hoffman

En 1962, Gordon Wasson realizó su último viaje a México, esta vez acompañado por Albert Hofmann.

Durante esta expedición, Hofmann llevó consigo un frasco de cápsulas de psilocibina aislada, que consumieron junto a María Sabina.

La chamana afirmó que no había diferencia alguna entre los efectos de los hongos naturales y los de las cápsulas, expresando su gratitud porque, como ella dijo: "ahora podría ayudar a la gente incluso cuando los hongos no estuvieran disponibles".

Estos eventos marcaron el inicio de la investigación psicodélica moderna, sentando las bases para el estudio científico de los hongos con psilocibina y otras sustancias psicodélicas.

Aunque este campo de investigación enfrentó décadas de prohibición y estigmatización, en la actualidad está experimentando un resurgimiento vigoroso, con estudios que exploran su potencial terapéutico en el tratamiento de trastornos mentales como la depresión, la ansiedad y el estrés postraumático.

Timothy Leary y Richard Alpert

A principios de la década de 1960, los psicólogos de la Universidad de Harvard Timothy Leary y Richard Alpert (quien más tarde cambiaría su nombre a Ram Dass) obtuvieron muestras de psilocibina y LSD a través de la compañía farmacéutica Sandoz.

Con estas sustancias, llevaron a cabo una serie de experimentos que arrojaron resultados prometedores en el campo de la psiquiatría clínica.

Sus estudios sugirieron que estas sustancias podían ser útiles en el tratamiento de trastornos mentales, la facilitación de psicoterapia y la exploración de la conciencia humana.

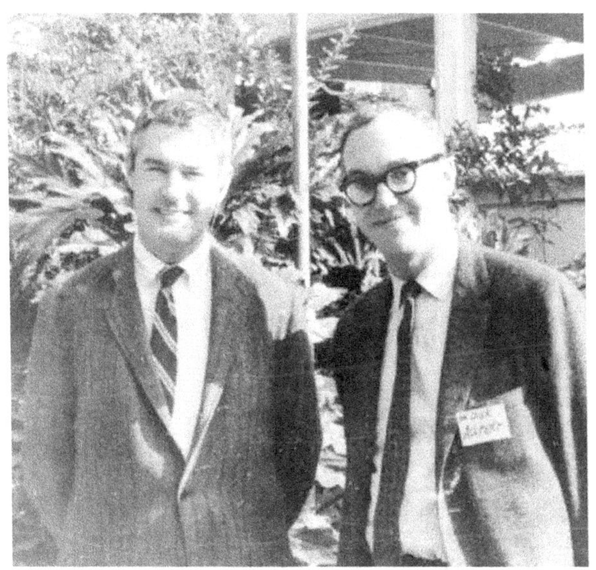

Timothy Leary y Richard Alpert

Sin embargo, su enfoque poco convencional y la falta de supervisión adecuada llevaron a controversias.

Leary y Alpert fueron acusados de utilizar a sus propios estudiantes como sujetos de experimentación, lo que generó un escándalo que culminó con su despido de Harvard en 1963.

A pesar de esto, su trabajo sentó las bases para futuras investigaciones sobre sustancias psicodélicas.

La prohibición de la psilocibina

Lamentablemente, la creciente histeria en torno al LSD durante los años 60, alimentada por su uso recreativo y su asociación con la contracultura, llevó a una reacción sumamente exagerada por parte de las autoridades estadounidenses.

En 1970, la psilocibina fue incluida en la Lista I de sustancias controladas, categoría reservada para drogas consideradas sin valor médico y con un alto potencial de abuso.

Esta decisión no solo prohibió su uso en cualquier contexto, sino que también dificultó enormemente la investigación científica sobre sus posibles beneficios terapéuticos.

El resurgimiento en los años 70

A pesar de la prohibición, los años 70 vieron un resurgimiento del interés por los hongos con psilocibina, impulsado en gran parte por la publicación del libro "Las Enseñanzas de Don Juan" del escritor peruano Carlos Castaneda.

Este trabajo, presentado como un relato autobiográfico de las experiencias del autor con un chamán yaqui llamado Don Juan, popularizó el uso de plantas y hongos psicodélicos en la búsqueda de conocimiento espiritual y autodescubrimiento.

Además, durante esta década comenzaron a aparecer publicaciones que enseñaban técnicas de autocultivo casero.

Uno de los libros más influyentes de la época fue "Psilocibina: La guía del cultivador del hongo mágico"

(Psilocybin: Magic Mushroom Grower's Guide), escrito por J. Bigwood, D.J. McKenna, K. Harrison McKenna y T.K. McKenna bajo los seudónimos de O.T. Oss y O.N. Oeric.

Publicado a finales de los años 70, este libro vendió cerca de 100.000 ejemplares a principios de los 80 y se convirtió en un manual de referencia para los entusiastas de los hongos psicodélicos.

El libro adaptó la técnica conocida como "San Antonio", originalmente desarrollada para el cultivo de hongos comestibles, al cultivo de hongos psicodélicos.

Esta técnica implicaba la incubación de esporas en sustratos de centeno, un método sencillo y accesible que no requería de tecnología sofisticada, equipamiento especializado ni suministros químicos complejos.

Con solo utilizar implementos comunes de cocina, cualquier persona podía producir hongos con psilocibina en su hogar.

Esta innovación democratizó el acceso a los hongos psicodélicos, permitiendo que personas de todo el mundo pudieran experimentar con ellos fuera del ámbito científico o ritual tradicional.

Sin embargo, también contribuyó a la estigmatización de estas sustancias, ya que su uso recreativo y no regulado generó preocupaciones sobre su seguridad y potencial de abuso.

Aunque la prohibición de la psilocibina y otras sustancias psicodélicas frenó su investigación durante décadas, el trabajo pionero de figuras como Leary, Alpert y los hermanos Mackenna sentó las bases para el resurgimiento actual de los estudios sobre estas sustancias.

Hoy en día, la psilocibina está siendo reevaluada por su potencial terapéutico en el tratamiento de trastornos como la depresión, la ansiedad y el trastorno de estrés postraumático, marcando un nuevo capítulo en su historia.

La teoría del mono drogado

Una de las teorías más fascinantes y controvertidas surgidas del estudio de los hongos con psilocibina es la denominada "Teoría del Mono Drogado", propuesta por el escritor y etnobotánico Terence McKenna junto a su hermano Dennis McKenna.

Esta teoría sugiere que el consumo de hongos psicodélicos por parte de nuestros antepasados primates pudo haber sido un factor clave en el desarrollo evolutivo del cerebro humano, impulsando un salto masivo en la cognición y la conciencia.

El enigma del crecimiento acelerado del cerebro

Los científicos y antropólogos coinciden en que el cerebro de nuestros antepasados homínidos experimentó un crecimiento acelerado en algún momento de la evolución.

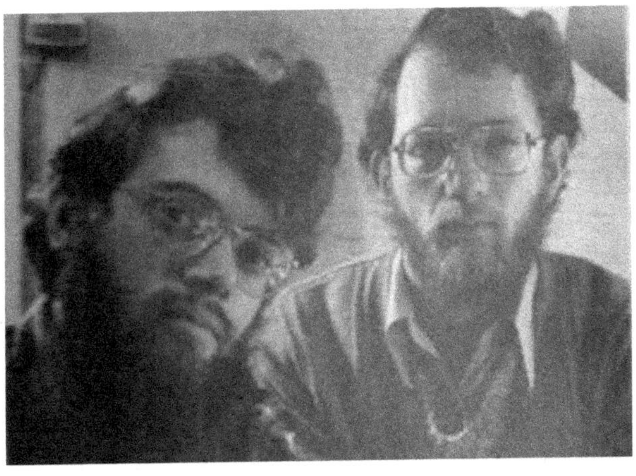

Terence y Dennis McKenna

Sin embargo, no hay consenso sobre cuándo o por qué ocurrió este fenómeno.

Algunos investigadores apuntan a un evento ocurrido hace aproximadamente 2 millones de años, cuando el cerebro del Homo erectus podría haber duplicado su tamaño.

Otros sugieren que el Homo sapiens experimentó un aumento del 300% en el volumen cerebral en un período relativamente corto, entre 500.000 y 200.000 años atrás.

Este rápido crecimiento cerebral plantea un enigma evolutivo: ¿qué factores impulsaron este desarrollo tan acelerado? La teoría de los McKenna ofrece una explicación audaz y provocativa: el consumo de hongos con psilocibina.

Hongos psicodélicos y evolución

Según la teoría del mono drogado, los primeros humanos habrían comenzado a consumir pequeñas cantidades de hongos con psilocibina de manera accidental, al encontrarlos en su entorno natural.

Estos hongos, que crecen comúnmente en el estiércol de animales herbívoros, habrían ofrecido beneficios inmediatos, como una mayor agudeza visual, un incremento en los niveles de energía y una mayor resistencia física.

Estas ventajas habrían sido especialmente útiles para actividades como la caza y la recolección, lo que podría haber incentivado su consumo regular.

Sin embargo, los McKenna van más allá y proponen que los efectos psicodélicos de la psilocibina habrían tenido un impacto profundo en el desarrollo cognitivo de nuestros antepasados.

En particular, sugieren que el consumo de estos hongos pudo haber estimulado el pensamiento abstracto, la creatividad y la autoconciencia, habilidades que son fundamentales para la evolución humana.

Lenguaje y sociedades complejas

Uno de los aspectos más intrigantes de la teoría es su conexión con el origen del lenguaje. Los McKenna argumentan que el lenguaje pudo haber surgido como una herramienta para comunicar deseos y emociones sin recurrir a la violencia física.

La psilocibina, al fomentar la introspección y la empatía, habría facilitado la cooperación y la comunicación entre los primeros humanos, sentando las bases para el desarrollo de sociedades más complejas.

Además, la teoría sugiere que la capacidad de experimentar estados alterados de conciencia habría permitido a nuestros antepasados explorar nuevas formas de pensamiento y percepción, lo que a su vez habría impulsado la innovación cultural y tecnológica.

En este sentido, los hongos con psilocibina no solo habrían influido en la evolución biológica del cerebro, sino también en la evolución cultural de la humanidad.

Críticas y controversias

Aunque la teoría del mono drogado ha capturado la imaginación de muchas personas, también ha sido objeto de críticas por parte de la comunidad científica.

Algunos investigadores argumentan que no hay evidencia arqueológica o antropológica directa que respalde la idea de que los hongos psicodélicos jugaron un papel clave en la evolución humana.

Otros señalan que el crecimiento del cerebro pudo haber sido impulsado por factores más convencionales, como cambios en la dieta, el clima o las presiones sociales.

A pesar de estas críticas, la teoría de los McKenna sigue siendo una hipótesis fascinante que invita a reflexionar sobre la relación entre la mente humana, la naturaleza y las sustancias psicodélicas.

Además, ha contribuido a revitalizar el interés por el estudio de los hongos con psilocibina y su potencial para expandir la conciencia y transformar la sociedad.

III. Clasificación de los psicodélicos

Las drogas psicodélicas se pueden clasificar en seis categorías básicas según sus mecanismos de acción en el cerebro.

Estas categorías incluyen triptaminas simples, ergolaminas, feniletilaminas, antagonistas de los receptores NMDA, nuevas triptaminas y psicodélicos poco comunes.

1. Triptaminas simples

Las triptaminas son compuestos derivados del triptófano, un aminoácido esencial que sirve como precursor de la serotonina, un neurotransmisor clave en diversas funciones fisiológicas.

Estas sustancias actúan principalmente como agonistas de los receptores de serotonina 5-HT2A, induciendo cambios profundos en la percepción, los estados de ánimo, el sueño y la cognición.

Dentro del conjunto de triptaminas simples, un ejemplo destacado es la psilocibina, una molécula presente en ciertos hongos del género *Psilocybe*, que, al ser ingerida, se metaboliza en psilocina, su forma activa, que es la que finalmente interactúa en la corteza cerebral.

Desde un punto de vista toxicológico, las triptaminas simples, que también incluyen al DMT, 5-MeO-DMT y

5-HO-DMT, son consideradas altamente seguras, con riesgos de sobredosis muy bajos.

2. Ergolaminas

Las ergolaminas son un grupo de sustancias derivadas de alcaloides del hongo *Claviceps purpurea*, conocido comúnmente como cornezuelo del centeno.

Estas moléculas, como el LSD (dietilamida del ácido lisérgico), también actúan como agonistas de los receptores de serotonina 5-HT2A, pero con una afinidad y duración de acción significativamente mayores en comparación con las triptaminas simples.

El LSD es considerado seguro en términos de toxicidad física, aunque reconocido por sus prolongados efectos que pueden durar hasta 12 horas.

3. Feniletilaminas

Las feniletilaminas son compuestos derivados de la fenilalanina, un aminoácido esencial que no está relacionado estructuralmente con el triptófano.

A diferencia de las triptaminas, estas sustancias no comparten el núcleo indol, pero también interactúan con los sistemas de neurotransmisión serotoninérgica y dopaminérgica.

Un ejemplo clásico de feniletilamina es la mescalina, el principio activo de cactus como el peyote

(*Lophophora williamsii*) y el San Pedro (*Echinopsis pachanoi*).

Otro compuesto notable en este grupo es el MDMA (conocido popularmente como éxtasis), que, aunque estructuralmente similar a las anfetaminas, actúa principalmente liberando serotonina, dopamina y norepinefrina, con efectos empatógenos, asociados a su capacidad de generar cercanía y sentimientos de afecto.

4. Antagonistas de los receptores NMDA

Los antagonistas de los receptores NMDA (N-metil-D-aspartato) son sustancias que bloquean los receptores de glutamato en el cerebro, un mecanismo de acción que difiere significativamente de las triptaminas y feniletilaminas.

La ketamina es el ejemplo más reconocido de este grupo, produciendo efectos disociativos caracterizados por una sensación de desconexión del entorno o incluso de uno mismo, incluyendo experiencias extracorpóreas.

Estos efectos han llevado a que la ketamina sea utilizada como anestésico y también en tratamientos asociados a la depresión resistente.

5. Nuevas triptaminas

Las nuevas triptaminas son compuestos sintéticos derivados de las triptaminas clásicas, pero con modificaciones químicas que alteran su perfil farmacológico y sus efectos asociados.

Estas sustancias, como la 5-MeO-DIPT o la 4-OH-MET, comparten mecanismos de acción similares a los de las triptaminas simples, actuando como agonistas de los receptores de serotonina 5-HT2A.

Sin embargo, debido a su naturaleza sintética y la falta de investigación clínica, se conoce muy poco sobre su seguridad y efectos a largo plazo.

6. Psicodélicos poco comunes

Los psicodélicos poco comunes incluyen plantas y sustancias que no encajan fácilmente en las categorías anteriores, pero que aun así tienen efectos psicoactivos significativos.

Un ejemplo destacado es la *Tabernanthe iboga*, una planta africana cuyo principio activo, la ibogaína, actúa simultáneamente como agonista de los receptores de serotonina y como antagonista de los receptores NMDA, desarrollando efectos terapéuticos habitualmente utilizados para tratar adicciones.

Otro ejemplo es la *Salvia divinorum*, que contiene salvinorina A, un compuesto que activa los receptores opioides kappa, induciendo estados de disociación muy intensa, pero de corta duración.

Finalmente, la *Datura stramonium* contiene alcaloides tropánicos que inhiben la acetilcolinesterasa, produciendo efectos delirantes y altamente impredecibles.

IV. ¿Qué son los hongos con psilocibina?

Los hongos psicoactivos se pueden clasificar en tres grandes grupos: los hongos que contienen psilocibina/psilocina, los hongos que contienen muscimol y/o ácido iboténico y los hongos que contienen ergolina.

Los hongos que contienen psilocibina, conocidos popularmente como "hongos mágicos", son probablemente la variedad psicoactiva más conocida y de mayor influencia en el imaginario colectivo actual, incluso por sobre la Amanita Muscaria, el icónico hongo de sombrero rojo y pintas blancas.

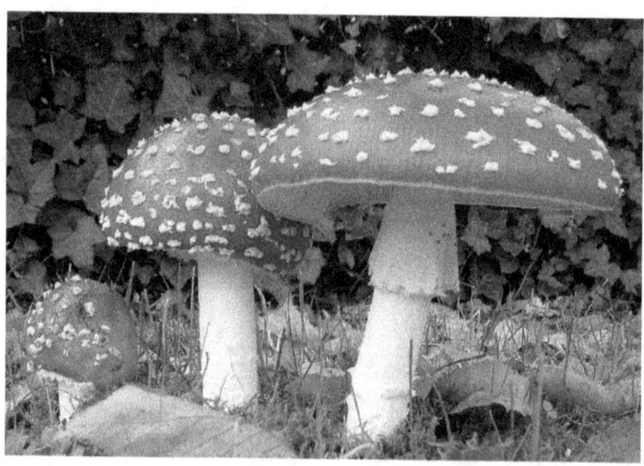

Amanita muscaria

Los compuestos psicodélicos a los que pertenece la psilocibina comprenden un grupo específico de sustancias psicoactivas que proceden de diversas familias, -naturales y sintéticas- que tienen la capacidad de inducir "estados no ordinarios de consciencia".

¿Qué es la conciencia?

En términos generales, la conciencia es el conocimiento que una persona tiene de sí misma, la comprensión de sus actos y de su entorno.

Es el estado de estar despierto y consciente de lo que sucede a nuestro alrededor y dentro de nuestra propia mente.

Abarca no solo la percepción del mundo exterior, sino también la capacidad de reflexionar sobre nuestros pensamientos, emociones y experiencias.

En esencia, es lo que nos permite sentir que somos un "yo" único, con una identidad propia y una narrativa personal que se construye a lo largo del tiempo.

La conciencia no es estática; fluctúa a lo largo del día, desde estados de alerta plena hasta momentos de ensueño o distracción.

El término "psicodélico" deriva de las raíces latinas "psyche" (mente) y "delos" (manifestar), lo que hace referencia a la capacidad de estos compuestos de "manifestar la mente", actuando directamente sobre los procesos cerebrales subyacentes a la conciencia.

Los psicodélicos tienen la capacidad única de alterar temporalmente la percepción, las emociones y los patrones de pensamiento, lo que permite a las personas explorar aspectos de su mente que normalmente permanecen ocultos en su estado de conciencia habitual.

Esta capacidad los ha convertido en herramientas de exploración tanto espiritual como científica, abriendo puertas a nuevas formas de entender la mente humana.

Estados no ordinarios de conciencia

Los estados no ordinarios de conciencia son aquellos en los que la percepción, las emociones y los pensamientos se alteran temporalmente, ofreciendo una experiencia radicalmente diferente de la realidad cotidiana.

Estos estados pueden alcanzarse con la ayuda de sustancias, como los psicodélicos, aunque también pueden lograrse a través del sueño o de prácticas como la meditación, el trabajo con la respiración, la oración o incluso encontrando un estado de flujo a través del movimiento, la música o la danza.

En estos estados, la sensación "normal" de tiempo, entorno y yo se ve alterada, ampliada o incluso disuelta.

Por ejemplo, durante un estado no ordinario de conciencia, una persona puede experimentar una disolución del ego, donde la sensación de ser un "yo" separado desaparece, dando lugar a una profunda sensación de unidad con el universo.

Otros aspectos comunes incluyen una mayor flexibilidad mental, apertura emocional, resolución creativa de problemas y experiencias místicas.

Los estados no ordinarios suelen considerarse una realidad no consensuada, lo que significa que partes o la totalidad de las experiencias percibidas no son compartidas por otros.

Además, son altamente variables: la calidad y el contenido de estos estados pueden variar dramáticamente según factores como la fisiología, el estado mental, la personalidad y el entorno. No hay un enfoque único.

¿Qué es la psilocibina?

La psilocibina, también conocida como 4-fosforiloxi-N,N-dimetiltriptamina o simplemente 4-PO-DMT, es un alcaloide perteneciente a la categoría de los triptamínicos y es un compuesto psicodélico natural que ha sido identificado en más de 200 especies de hongos basidiomicetos.

Las triptaminas son alcaloides monoamina que se encuentran en plantas, hongos y animales.

Su estructura química incluye un anillo indólico, lo que las relaciona directamente con el aminoácido triptófano, del cual derivan su nombre.

Este aminoácido es esencial para la síntesis de neurotransmisores como la serotonina, lo que explica por qué las triptaminas, incluida la psilocibina, desarrollan efectos tan profundos en el cerebro.

Entre los hongos que contienen psilocibina, los más potentes pertenecen al género Psilocybe, con especies destacadas como *P. azurescens*, *P. semilanceata* y *P. cyanescens*.

Sin embargo, la psilocibina también se ha aislado en una docena de otros géneros como *Panaeolus*, *Gymnopilus* e *Inocybe*.

Geográficamente, la mayor diversidad de hongos psicoactivos que contienen psilocibina se ha registrado en los bosques húmedos y subtropicales de México, un país que tiene una profunda historia cultural y ritual asociada a su uso.

Características de los hongos con psilocibina

Una de las características más llamativas de muchas especies de hongos que contienen psilocibina es su tendencia a adquirir manchas azuladas cuando son manipulados o magullados.

Este fenómeno se debería a la oxidación de compuestos fenólicos que reaccionan con el oxígeno del aire.

Sin embargo, es importante destacar que esta reacción no es un método infalible para identificar hongos psicoactivos, ya que no todas las especies que contienen psilocibina presentan este cambio de color y algunas especies no psicoactivas también pueden mostrar coloraciones similares.

Además de la psilocibina y la psilocina, muchas especies de hongos contienen otros alcaloides en menores concentraciones, como la baeocistina (un derivado desmetilado de la psilocibina) y la norbaeocistina (a su vez, un derivado desmetilado de la baeocistina).

Estos compuestos, aunque menos estudiados, podrían desempeñar un papel importante en la modulación de los efectos psicoactivos, incluido el denominado "efecto séquito".

Este efecto se refiere a la interacción sinérgica entre los diversos compuestos presentes en una planta o hongo, donde la combinación de estos elementos produce efectos modulados, distintos a los que se obtendrían con un solo compuesto aislado.

Esto explicaría por qué diferentes variedades de hongos, incluso aquellas con concentraciones equivalentes de psilocibina y psilocina pueden producir experiencias psicológicas y somáticas ligeramente distintas, en donde ciertas especies provocan efectos más visuales, mientras que otras tienden a ser más introspectivas o emocionales.

Metabolitos secundarios

Todas estas moléculas -psilocibina, psilocina, baeocistina y norbaeocistina- pertenecen a un grupo más amplio de compuestos orgánicos conocidos como metabolitos secundarios.

A diferencia de los metabolitos primarios, que son esenciales para funciones básicas como el crecimiento y la reproducción, los metabolitos secundarios no son estrictamente necesarios para la supervivencia del organismo, aunque cumplen importantes funciones ecológicas, como proporcionar defensa contra depredadores o la atracción de polinizadores.

Muchos metabolitos secundarios tienen aplicaciones farmacológicas y médicas significativas, como la quinina utilizada para tratar la malaria, la efedrina como descongestionante o la morfina como analgésico.

Finalmente, también existen metabolitos secundarios con efectos estimulantes, como la cocaína y la cafeína, o depresores, como la atropina.

Contenido de psilocibina

El contenido de psilocibina en los hongos mágicos puede variar significativamente, oscilando entre 0,1 y 1,8% de su peso deshidratado.

Esta variabilidad depende de factores como la especie, el entorno de crecimiento (sustrato, clima, humedad) y el tamaño del hongo.

Estas diferencias hacen que la potencia de los hongos pueda variar incluso entre individuos de la misma especie que crecen en condiciones similares.

Entre las variedades más comunes, como el Psilocybe cubensis y el Psilocybe semilanceata, el contenido de psilocibina suele estar en el rango del 0,6% por gramo de hongos secos.

Estas especies son ampliamente conocidas y utilizadas debido a su disponibilidad y facilidad de cultivo, siendo un punto de referencia para quienes se inician en el uso de hongos psicoactivos.

Por otro lado, especies de potencia intermedia, como los Panaeolus cyanescens (también conocidos como *Copelandia cyanescens*), pueden contener hasta 1% de psilocibina por gramo de hongos secos.

Estos hongos son apreciados por su mayor potencia en comparación con las variedades más comunes, aunque su cultivo y recolección pueden ser más desafiantes.

En el extremo superior de la escala se encuentran las variedades más potentes, como el Psilocybe bohemica y el Psilocybe azurescens, que concentran en promedio un 1,8% de psilocibina por gramo de hongos secos.

Estas especies son menos comunes y suelen crecer en hábitats específicos, como zonas boscosas húmedas o sustratos ricos en materia orgánica.

Distribución de la psilocibina

La distribución de la psilocibina en los hongos no es uniforme. Las esporas, por ejemplo, no contienen psilocibina, ya que su función principal es la reproducción.

Por otro lado, el sombrero (o píleo) es la parte del hongo que tiende a concentrar la mayor cantidad de psilocibina y otros alcaloides relacionados, superando incluso al tallo (o estipe) en términos de potencia.

Además, el tamaño y la edad del hongo influyen significativamente en su contenido de psilocibina.

Los hongos más pequeños y jóvenes suelen tener una concentración más alta de alcaloides en comparación con los hongos más grandes y maduros.

Esto se debe a que, a medida que el hongo crece y envejece, los compuestos psicoactivos se diluyen en su volumen estructural.

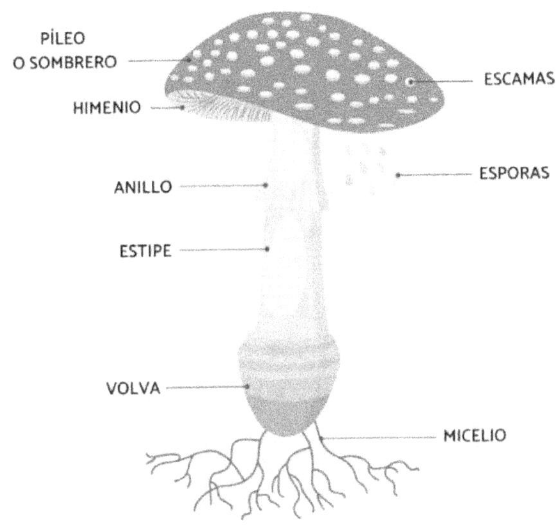

Estructura de los hongos

Además, los hongos jóvenes tienden a tener un sabor más suave, que los hace más agradables al paladar en comparación con los ejemplares maduros, que suelen ser más amargos y/o fibrosos.

En cuanto al micelio -la red de filamentos que forma la parte vegetativa del hongo- su contenido de psilocibina es mínimo.

El micelio maduro puede contener trazas de psilocibina, mientras que el micelio joven no presenta cantidades detectables de este compuesto.

Es importante destacar que la potencia total de los hongos puede variar de manera significativa, no solo entre especies diferentes, sino incluso entre individuos de la misma especie que crecieron en el mismo sustrato.

Factores como las condiciones ambientales, la disponibilidad de nutrientes y la genética del hongo pueden influir en la concentración final de psilocibina, lo que añade un grado de impredecibilidad.

¿Qué sucede cuando consumes psilocibina?

Cuando consumes hongos con psilocibina, este compuesto, que en sí mismo es biológicamente inactivo, se convierte rápidamente en psilocina, su forma activa, a través de una reacción de desfosforilación que ocurre principalmente en el sistema digestivo.

Sin embargo, antes de que la psilocina llegue al torrente sanguíneo, se ve afectada por un fenómeno conocido como metabolismo presistémico, un proceso en el que la concentración de una sustancia se reduce significativamente antes de poder ser absorbida en el torrente sanguíneo.

Este fenómeno ocurre porque, al ser ingerida por vía oral, la psilocibina es procesada por las paredes intestinales y el hígado, donde una gran parte de ella se descompone o se elimina.

Como resultado, solo una fracción de la psilocibina ingerida llega a circular por el cuerpo en forma de psilocina.

1. MAO e IMAO

Un factor clave en este proceso es la monoaminooxidasa (MAO), una enzima presente en el hígado y el intestino que desempeña un papel crucial en la descomposición de sustancias triptaminas como la psilocibina y neurotransmisores como la serotonina.

La MAO actúa como un mecanismo de defensa del cuerpo, regulando y limitando la cantidad de compuestos que llegan al cerebro.

Sin embargo, esta enzima puede ser inhibida por sustancias conocidas como inhibidores de la monoaminooxidasa (IMAO).

Los IMAO, como la harmina y la harmalina, bloquean la acción de la MAO, lo que reduce la degradación de la psilocibina y permite que una mayor cantidad de su metabolito activo, la psilocina, llegue al torrente sanguíneo y al cerebro, potenciando así sus efectos psicoactivos.

Esto explica por qué en algunas prácticas psicodélicas, como en la denominada "psilohuasca", los hongos con psilocibina se consumen junto con plantas que contienen IMAO, como las semillas de ruda siria (*Peganum harmala*).

Este es un enfoque análogo al de la preparación y consumo de ayahuasca, donde la combinación de *Banisteriopsis caapi* (yagé) con *Psychotria viridis* (chacruna) permite prolongar y potenciar los efectos del DMT.

2. Eliminación de la psilocibina

La porción de psilocibina que no es absorbida o que es metabolizada durante este proceso es eliminada del cuerpo a través de la orina.

Esto ocurre gracias a un mecanismo bioquímico que une la psilocibina al ácido glucurónico, un compuesto que facilita su excreción.

Según estudios realizados en animales, aproximadamente el 50% de la psilocibina ingerida se absorbe a través del estómago y el intestino.

De esta cantidad, hasta un 65% es excretada por la orina, mientras que entre un 15% y un 20% es eliminada a través de la bilis y las heces.

Además, se ha demostrado que los metabolitos de la psilocibina pueden ser detectables en el cuerpo hasta 7 días después de su consumo.

¿Cómo actúa la psilocibina en el cerebro?

La psilocibina es considerada un precursor estable (profármaco o prodroga) de la psilocina (4-HO-DMT), que es el compuesto activo responsable de los efectos psicoactivos de los hongos mágicos.

Tanto la psilocibina como la psilocina pertenecen a la familia de las triptaminas psicodélicas, un grupo de sustancias cuya estructura molecular es muy similar a la de la serotonina (5-hidroxitriptamina), un neurotransmisor clave en el cerebro que se sintetiza a partir del aminoácido triptófano.

1. Metabolismo

Una vez ingerida, la psilocibina es rápidamente metabolizada en psilocina a través de una reacción de desfosforilación.

Este proceso ocurre principalmente en el sistema digestivo y el hígado, donde las enzimas llamadas fosfatasas alcalinas eliminan un grupo fosfato de la molécula de psilocibina, convirtiéndola en psilocina.

Esta transformación es crucial, ya que la psilocina es la forma activa que puede atravesar la barrera hematoencefálica y llegar al cerebro.

2. Sistema serotoninérgico

Una vez en el cerebro, la psilocina actúa de manera específica sobre el sistema serotoninérgico, que regula funciones fisiológicas esenciales como el sueño, el ánimo y otros procesos cognitivos complejos.

Los efectos psicoactivos de la psilocina se deben a su similitud estructural con la serotonina, lo que le permite unirse a los receptores serotoninérgicos como si fuera el propio neurotransmisor (un fenómeno conocido como agonismo).

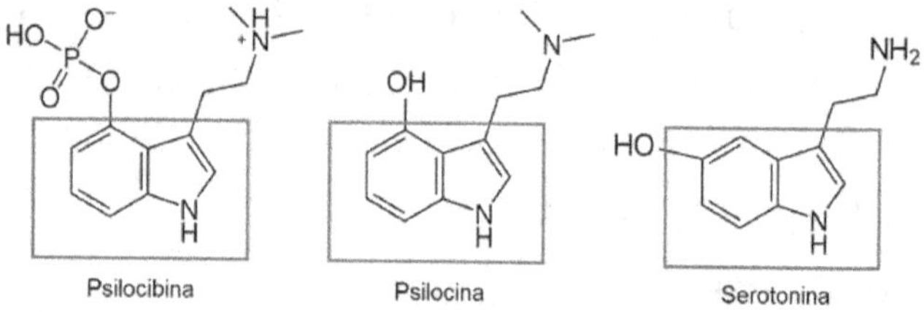

Psilocibina

Psilocina

Serotonina

Estructuras moleculares

Sin embargo, entre los diversos subtipos de receptores de serotonina, la psilocina muestra una afinidad casi exclusiva por el receptor 5-HT2A, que es el principal responsable de los efectos psicodélicos.

Esta selectividad ha sido demostrada en estudios científicos que utilizaron fármacos como la Ketanserina, un bloqueador específico del receptor 5-HT2A, inhibiendo casi por completo los efectos psicoactivos.

3. Glutamato y neuroplasticidad

Una vez que la psilocina se une al receptor 5-HT2A, desencadena una liberación adicional de glutamato, el principal neurotransmisor excitatorio del cerebro.

El glutamato juega un papel clave en la plasticidad neuronal (o neuroplasticidad), un proceso que permite al cerebro formar y fortalecer nuevas conexiones entre neuronas.

Este fenómeno, conocido como potenciación a largo plazo (PLP), es fundamental para procesos como el aprendizaje y la memoria.

Además, la activación del receptor 5-HT2A estimula la producción de BDNF (factor neurotrófico derivado del cerebro), una proteína que nutre las neuronas existentes y promueve la neurogénesis, es decir, la formación de nuevas neuronas.

4. Red Neuronal por Defecto (DMN)

Uno de los hallazgos más interesantes sobre la psilocibina es su capacidad para modular la Red Neuronal por Defecto (DMN, por sus siglas en inglés), un conjunto de regiones cerebrales que se activan cuando estamos en reposo o divagando.

La DMN está asociada con procesos como la autorreflexión, la memoria autobiográfica y la construcción del sentido del "yo".

Estudios de neuroimagen han demostrado que la psilocibina reduce la actividad de la DMN, lo que podría explicar fenómenos como la disolución del ego, una experiencia en la que se pierde temporalmente la sensación de identidad personal y se siente una profunda conexión con el entorno.

5. Conectividad cerebral

Además de modular la DMN, la psilocibina induce cambios significativos en la conectividad cerebral.

Normalmente, las diferentes regiones del cerebro funcionan de manera relativamente independiente, pero bajo los efectos de la psilocibina, se observa un aumento en la comunicación entre regiones que normalmente no interactúan.

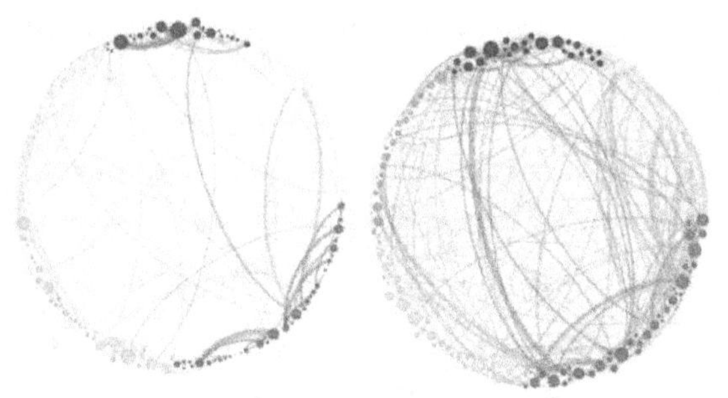

Placebo vs. psilocibina (Petri et al., 2014)

Este fenómeno, conocido como hiperconectividad, podría estar detrás de las experiencias definidas como sinestesia, que implican una superposición de los sentidos, como "ver" sonidos o "sentir" colores y de la sensación de expansión de la conciencia.

6. Efectos a largo plazo

Los efectos de la psilocibina no se limitan a la duración de la experiencia psicodélica.

Estudios han demostrado que una sola dosis puede inducir cambios duraderos en la estructura y función del cerebro, como un aumento en la densidad de las espinas dendríticas (estructuras que permiten a las neuronas comunicarse entre sí) y una mayor flexibilidad cognitiva.

Estos cambios podrían explicar por qué la psilocibina ha mostrado potencial terapéutico en el tratamiento de trastornos como la depresión, la ansiedad y el trastorno de estrés postraumático (TEPT).

La serotonina y sus funciones

La serotonina es un neurotransmisor que actúa como mensajero químico entre las neuronas, las células nerviosas del cerebro.

Su papel es fundamental en la regulación de una amplia gama de funciones, desde los estados de ánimo hasta procesos cognitivos complejos como la imaginación, el aprendizaje y la percepción sensorial.

Sin embargo, su influencia va mucho más allá, extendiéndose a prácticamente todos los aspectos de nuestra vida.

1. Estados de ánimo y emociones

La serotonina es conocida como el "neurotransmisor de la felicidad" debido a su rol crucial en la regulación del estado de ánimo.

Además, la serotonina influye directamente en procesos como la imaginación y la creatividad.

Los niveles bajos de serotonina están asociados con trastornos como la depresión y la ansiedad, mientras que unos niveles equilibrados de este neurotransmisor contribuyen a una sensación de bienestar y estabilidad emocional.

2. Cognición y procesos mentales

La serotonina también desempeña un papel clave en funciones cognitivas como la memoria, la atención y la toma de decisiones.

También influye en la motivación y la capacidad de concentración.

Participa en la regulación del sueño, ayudando a establecer ciclos de sueño-vigilia saludables y en la cognición, facilitando procesos como el aprendizaje y la resolución de problemas.

3. Funciones fisiológicas

Más allá del cerebro, la serotonina está involucrada en una amplia variedad de procesos fisiológicos.

Regula la temperatura corporal, el ritmo cardíaco y la presión arterial, asegurando que el cuerpo funcione de manera equilibrada.

También influye en la conducta social, modulando aspectos como la confianza, la empatía y la agresividad.

En el ámbito físico, la serotonina participa en la generación de patrones motores, como masticar, caminar o incluso respirar.

4. Sistema digestivo

Una de las características más sorprendentes de la serotonina es que entre un 90 a 95% de su producción se encuentra en el intestino, no en el cerebro.

Esta condición ha llevado a los científicos a referirse al intestino como el "segundo cerebro".

La serotonina intestinal regula funciones como la motilidad digestiva (el movimiento de los alimentos a través del tracto gastrointestinal) y la secreción de jugos gástricos.

Además, existe una conexión bidireccional conocida como eje intestino-cerebro, que sugiere que la salud intestinal puede influir directamente en el estado de ánimo y la salud mental.

Por esta razón, la nutrición y el cuidado del sistema digestivo son fundamentales para mantener niveles adecuados de serotonina y como consecuencia, un equilibrio emocional y cognitivo.

5. Psicobióticos

En este contexto, han surgido los denominados psicobióticos, que son cepas específicas de bacterias que, al consumirse en cantidades adecuadas, tienen un impacto positivo en nuestra salud mental.

Estudios preliminares han demostrado que algunas cepas de Lactobacillus y Bifidobacterium pueden ser capaces de reducir los síntomas de ansiedad y depresión, mejorar el estado de ánimo y promover la resiliencia al estrés.

La inclusión de psicobióticos en la dieta ya sea a través de alimentos fermentados como yogur, kéfir o chucrut, o mediante suplementos específicos, puede ser una estrategia efectiva para apoyar tanto la salud digestiva como la salud mental.

6. Corteza cerebral

Una gran parte de los receptores de serotonina que son influenciados por la psilocina se encuentran en la corteza cerebral, la capa externa que recubre los dos hemisferios del cerebro.

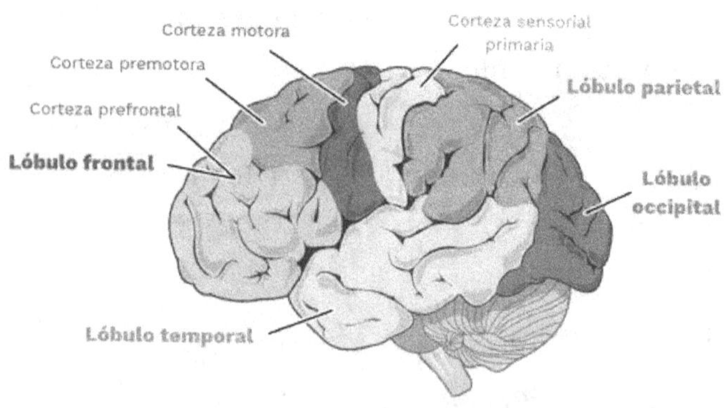

Corteza cerebral

La corteza cerebral es responsable de una amplia gama de funciones, incluyendo la percepción sensorial (interpretación de lo que vemos, oímos, tocamos, etc.), el control motor (movimiento voluntario) y las funciones de asociación (integración de información para tareas complejas).

Además, la corteza cerebral juega un papel crucial en las funciones cognitivas superiores, como la toma de decisiones, la planificación, la memoria a largo plazo y el pensamiento conceptual.

La serotonina, al modular la actividad de esta región, influye en nuestra capacidad para resolver problemas, mantener la atención y procesar información de manera eficiente.

Red Neuronal por Defecto (DMN)

La Red Neuronal por Defecto (DMN) podría describirse como un conjunto de "autopistas de información neuronal" que interconectan diversas regiones cerebrales.

Actúa como un centro de acumulación y procesamiento de datos mientras realizamos actividades cotidianas.

A diferencia de otras redes cerebrales que se activan durante tareas específicas, la Red Neuronal por Defecto está más activa cuando estamos en reposo o en estados de divagación mental, es decir, cuando no estamos enfocados en el mundo exterior, sino en nuestros pensamientos internos.

1. Funciones principales

La DMN está asociada con una serie de procesos cognitivos y emocionales fundamentales para nuestra experiencia consciente.

Nos permite reflexionar sobre nosotros mismos, nuestras emociones, pensamientos y comportamientos.

Es la red que nos ayuda a responder preguntas como "¿Quién soy?" o "¿Cómo me siento?".

Esta red está estrechamente vinculada con la capacidad de recordar eventos pasados y construir una narrativa personal.

Nos permite revivir experiencias significativas y darles un sentido en el contexto de nuestra vida.

La DMN es crucial para la sensación de identidad personal, integrando información sobre nuestras creencias, deseos, metas y relaciones, creando una sensación coherente de quiénes somos.

Una de las funciones más fascinantes de la DMN es permitirnos realizar "viajes mentales en el tiempo", es decir, la capacidad de recordar el pasado y proyectar el futuro, permitiéndonos planificar, soñar y aprender de nuestras experiencias pasadas.

2. Estructura de la DMN

La DMN no es una estructura única, sino una red distribuida que involucra varias regiones cerebrales clave, como la corteza prefrontal medial, asociada con la autorreflexión y la toma de decisiones.

Es aquí donde procesamos información sobre nosotros mismos y nuestras relaciones con los demás, lo que nos permite reflexionar sobre nuestras emociones, pensamientos y comportamientos.

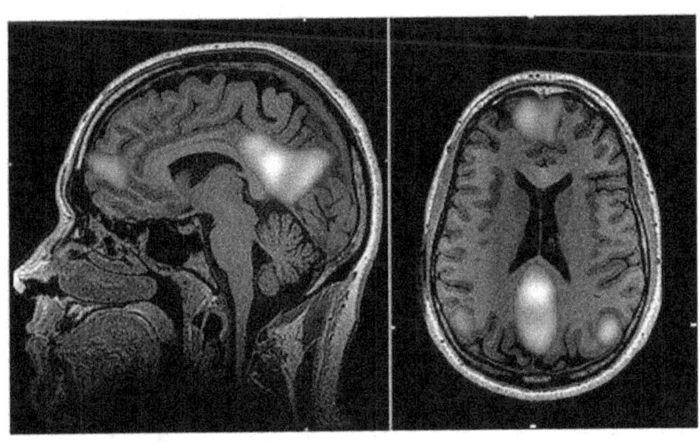

Default Mode Network

Otra región importante es el precúneo, ubicado en el lóbulo parietal, que está involucrado en la memoria episódica (recuerdos de eventos específicos) y la conciencia de uno mismo, ayudándonos a revivir experiencias pasadas y a construir una narrativa personal coherente.

La corteza cingulada posterior, por su parte, actúa como un concentrador central de la DMN, facilitando la comunicación entre otras regiones, integrando información emocional y cognitiva, permitiendo que nuestras experiencias tengan un significado más profundo y estén conectadas con nuestras emociones.

Por último, los lóbulos parietales inferiores están asociados con la percepción del espacio y la integración sensorial, lo que ayuda a contextualizar nuestras experiencias en el mundo físico.

Estas regiones trabajan en conjunto para crear una red que nos permite reflexionar sobre nosotros mismos, recordar el pasado, planificar el futuro y mantener una sensación coherente de identidad.

3. DMN y psicodélicos

Estudios de neuroimagen han demostrado que sustancias como la psilocina reducen la actividad de la DMN.

Esta desactivación temporal está asociada con fenómenos como la disolución del ego, en la que la sensación de "yo" se desvanece, dando lugar a una experiencia de unidad o conexión con el todo.

Además, la reducción de la actividad de la DMN permite que otras regiones cerebrales se comuniquen de manera más libre y abierta, lo que puede explicar la hiperconectividad observada durante los estados psicodélicos.

Este fenómeno está vinculado con experiencias como la sinestesia y la expansión de la conciencia.

4. DMN y trastornos mentales

La DMN también ha sido estudiada en el contexto de diversos trastornos mentales como la depresión, donde suele mostrarse hiperactiva, lo que se asocia con patrones de pensamiento rumiantes y negativos.

En el trastorno de estrés postraumático (TEPT), la DMN muestra una conectividad alterada, lo que como consecuencia dificulta la integración de las experiencias traumáticas.

5. DMN y conciencia

La DMN está estrechamente relacionada con nuestra comprensión de la conciencia e incluso algunos investigadores sugieren que es el "hogar" de la autorreflexión, es decir, la capacidad de ser conscientes de nosotros mismos y de nuestros pensamientos.

La desactivación temporal de la DMN durante estados psicodélicos o meditativos podría explicar por qué estas experiencias a menudo se describen como transcendentes o místicas, ya que permiten una percepción más "directa", liberada de los filtros de la narrativa personal.

¿Cómo actúa la psilocina en la DMN?

La psilocina tiene un efecto profundo y específico sobre la Red Neuronal por Defecto (DMN), desencadenando cambios significativos que explican muchas de las experiencias psicodélicas.

1. Desactivación

La psilocina desactiva temporalmente uno o más concentradores de la DMN, que son regiones clave que actúan como puntos centrales de comunicación dentro de esta red.

Estos concentradores, como la corteza prefrontal medial y el precúneo, normalmente facilitan la integración de información relacionada con la identidad personal, la reflexión sobre el pasado y la proyección hacia el futuro.

Cuando la psilocina bloquea temporalmente estas regiones, se interrumpe la comunicación habitual entre ellas, lo que lleva a una desintegración temporal de la sensación de "yo".

2. Vías de comunicación

Este bloqueo temporal de los concentradores de la DMN obliga al cerebro a buscar nuevas vías de comunicación alternativas.

En lugar de seguir las rutas neuronales habituales, el cerebro comienza a vincularse con otras regiones con las que normalmente no interactúa.

Este fenómeno, conocido como hiperconectividad, permite que áreas cerebrales que suelen funcionar de manera independiente se comuniquen entre sí.

3. Neurogénesis y neuroplasticidad

Durante este proceso, el cerebro no solo reorganiza sus conexiones existentes, sino que también puede generar nuevas células y conexiones neuronales, un fenómeno conocido como neurogénesis.

Estas nuevas conexiones no son efímeras; muchas de ellas pueden permanecer activas incluso después de que los efectos psicodélicos hayan desaparecido.

Este efecto duradero se conoce como neuroplasticidad y permite en cierta medida que el cerebro se "reinicie", rompiendo patrones de pensamiento rígidos y facilitando nuevas perspectivas.

4. Conciencia e identidad

La desactivación temporal de la DMN y la creación de nuevas conexiones neuronales tienen implicaciones profundas para nuestra comprensión de la conciencia y la identidad.

La DMN está estrechamente relacionada con la sensación de individualidad y la narrativa personal que construimos sobre quiénes somos.

Al desintegrarse temporalmente esta red, la psilocina puede inducir experiencias de disolución del ego, en las que la sensación de "yo" se desvanece, dando lugar a una sensación de unidad con el entorno o el universo.

Esta experiencia, a menudo descrita como mística o trascendente, es uno de los aspectos más característicos de los estados psicodélicos.

5. Limitaciones actuales

Aunque los estudios han avanzado significativamente en la comprensión de cómo la psilocina afecta la DMN, es importante reconocer que nuestro conocimiento aún es incompleto.

El cerebro es un órgano extremadamente complejo y la interacción entre la psilocina y las redes neuronales sigue siendo un área de investigación activa.

Por ejemplo, aún no está del todo claro cómo la psilocina logra modular la actividad de la DMN de manera tan específica, o por qué los efectos varían tanto entre persona y persona.

Además, se están investigando los posibles riesgos y beneficios a largo plazo de la neuroplasticidad inducida por psicodélicos, lo que podría abrir nuevas puertas para su uso en medicina y psicoterapia.

Efectos psicodélicos de consumir psilocibina

Consumir hongos con psilocibina puede provocar profundos cambios en la conciencia, alterando los estados de ánimo, las percepciones y las experiencias sensoriales.

Estos efectos, que clásicamente se conocen como un "viaje" psicodélico, suelen comenzar a manifestarse entre 30 y 40 minutos después de la ingestión y pueden durar entre 2 y 6 horas, dependiendo de factores como la dosis, la concentración de psilocibina en los hongos y la sensibilidad individual.

La intensidad de la experiencia está directamente relacionada con la cantidad consumida y puede variar desde sensaciones leves de euforia y distorsiones visuales hasta experiencias profundamente transformadoras.

Uno de los efectos más comunes es que la mente parece volverse más "abierta" a nuevas interpretaciones sobre el entorno y sobre uno mismo.

Bajo los efectos de la psilocibina, las experiencias sensoriales pueden volverse extremadamente vívidas e intensas, lo que permite percibir el mundo de una manera completamente nueva.

La mente, entendida como el conjunto de capacidades cerebrales que incluyen la percepción, el pensamiento, la conciencia, la memoria y la imaginación, se expande, permitiendo que actividades cotidianas como disfrutar del arte, la naturaleza o la música adquieran un significado más profundo y emocionalmente resonante.

Sin embargo, esta mayor sensibilidad también puede hacer que estímulos que normalmente son manejables, como estar en un lugar público con mucha gente, se vuelvan abrumadores, ya que la mente puede sentirse inundada por la gran cantidad de información sensorial.

Por esta razón, el entorno físico en el que se consume psilocibina es crucial.

Un lugar cómodo y familiar, donde la cantidad de estímulos sensoriales pueda controlarse, es ideal para facilitar una experiencia positiva.

En este contexto, uno de los efectos más destacados de los hongos mágicos es la capacidad de conectar emocionalmente con el entorno y con uno mismo, lo que puede llevar a reflexiones profundas sobre el carácter, la identidad y la existencia.

Además, es común experimentar fenómenos como la sinestesia, una variación de la percepción en la que los sentidos se superponen o mezclan, permitiendo, por ejemplo, "oír" colores, "ver" sonidos o "sentir" texturas en las palabras.

Con los ojos cerrados, es posible experimentar una amplia gama de imágenes internas, desde patrones fractales y formas de colores fluorescentes hasta secuencias oníricas que pueden incluir recuerdos profundos o escenas imaginarias.

Con los ojos abiertos, las alucinaciones pueden manifestarse como distorsiones del entorno, como patrones de colores vibrantes, superficies que parecen ondularse o vegetación que palpita como si estuviera viva.

Es importante distinguir entre alucinaciones (percepciones sin un estímulo externo) e ilusiones (distorsiones de un estímulo real).

En dosis más altas, los efectos pueden intensificarse, llevando a una difuminación de los objetos y los entornos, que pueden adoptar formas cambiantes o incluso aparecer en blanco y negro.

En dosis muy altas, es posible llegar a experimentar la disolución del ego, un fenómeno en el que la sensación de identidad personal se desvanece, dando lugar a un profundo sentimiento de unidad con el entorno o el universo.

Este estado, a menudo descrito como místico o trascendente, está relacionado con la desconexión temporal de la Red Neuronal por Defecto (DMN), la red cerebral encargada de mantener la narrativa del "yo".

La disolución del ego puede ser una experiencia transformadora, similar a las descritas en ciertas prácticas espirituales o religiosas y es uno de los aspectos más estudiados de los psicodélicos por su potencial para facilitar cambios profundos en la perspectiva y el bienestar emocional.

V. El poder de las dosis mínimas

El renacimiento psicodélico moderno ha reavivado el interés por las nuevas aplicaciones terapéuticas de numerosos compuestos, entre ellos la psilocibina, que ha ganado popularidad por los supuestos beneficios de ingerir dosis mucho más bajas de lo que se requeriría para una experiencia psicodélica completa, una práctica conocida como microdosis.

Este enfoque, que implica tomar cantidades subperceptuales de sustancias psicodélicas, ha capturado la atención tanto de la comunidad científica como del público general, en una búsqueda por mejorar el bienestar mental, la creatividad y la productividad sin los efectos intensos de un "viaje" psicodélico.

El interés por las microdosis no es nuevo. A mediados del siglo XX, Albert Hofmann, el químico suizo que descubrió el LSD, ya experimentaba con dosis mínimas de esta sustancia.

Hofmann consumía hasta 20 µg de LSD dos veces por semana mientras paseaba por el bosque, afirmando que estas pequeñas cantidades lo ayudaban a pensar con mayor claridad y a mejorar su creatividad.

Fue él quien sugirió por primera vez que las microdosis de LSD podrían ser útiles para tratar afecciones como la depresión, una idea que décadas más tarde inspiraría a investigadores como el Dr. James Fadiman.

Fadiman, considerado hoy el "padre de la microdosis", acuñó el término y lo popularizó en su libro "Guía del Explorador Psicodélico", dedicando un capítulo completo a explorar si las dosis subperceptuales de psicodélicos podrían mejorar el funcionamiento normal de la mente.

Aunque las teorías neurocientíficas sobre cómo funciona la microdosificación son diversas, la investigación clínica sigue siendo limitada y en su mayoría, no concluyente.

Sin embargo, Fadiman ha recopilado miles de reportes anecdóticos de personas en todo el mundo que afirman haber experimentado beneficios significativos, desde una mayor claridad mental y creatividad hasta una reducción en los síntomas de ansiedad y depresión.

Los ensayos clínicos controlados, especialmente aquellos que utilizan metodologías de doble ciego y placebos, son un paso crucial para validar los beneficios de la microdosificación y acercarla a su posible aprobación como tratamiento médico.

Mientras tanto, la práctica ha evolucionado y en los últimos años ha ganado popularidad la combinación de hongos psicodélicos con otro tipo de hongos no psicodélicos, como la melena de león (Hericium erinaceus), conocido por sus propiedades neuroregenerativas, sumado a compuestos vitamínicos como el niacina (B3), que se cree potencian la actividad cerebral y mejoran la circulación sanguínea.

Estas combinaciones, aunque aún no están respaldadas por evidencia científica sólida, reflejan la creciente innovación en el campo de la microdosificación.

A medida que la investigación sobre las sustancias psicodélicas y sus aplicaciones en microdosis continúa avanzando, esta guía explora el impacto potencial de los diferentes protocolos de microdosificación de psilocibina.

Desde sus posibles beneficios para la salud mental hasta su influencia en la creatividad y la productividad, la microdosificación se presenta como una herramienta prometedora, aunque aún en estudio, para mejorar el bienestar humano en múltiples dimensiones.

¿Qué es una microdosis y cómo funciona?

En primer lugar, la microdosificación o microdosis es la práctica de ingerir una dosis inferior al umbral perceptivo de una sustancia psicodélica, como la psilocibina o el LSD, generalmente entre un 5% y 10% de la dosis promedio necesaria para una experiencia psicodélica completa, conocida como "dosis de viaje".

En algunos casos, estas microdosis se combinan con otros compuestos, como hongos funcionales (por ejemplo, melena de león) o vitaminas (como el niacina o B3), con el objetivo de crear un efecto sinérgico que potencie los beneficios cognitivos y emocionales.

Por dosis de viaje se entiende una cantidad suficientemente alta de la sustancia como para producir los efectos alucinógenos característicos, como visualización de patrones fractales, sinestesia o expansión de la conciencia.

En contraste, las microdosis son tan bajas que no provocan estos efectos clásicos, pero sí pueden generar beneficios subalucinógenos, como una mayor claridad mental, energía creativa y estabilidad emocional.

Estos efectos sutiles han llevado a muchas personas a adoptar la microdosificación como una herramienta para mejorar su bienestar y rendimiento en la vida cotidiana.

Aunque la investigación clínica sobre la microdosificación de compuestos psicodélicos todavía está en sus primeras etapas, el volumen de referencias empíricas proporcionadas por los usuarios sigue aumentando.

Estas experiencias anecdóticas están respaldadas, en parte, por los beneficios ya documentados en estudios con dosis completas de psicodélicos, que han demostrado su potencial para tratar afecciones como la depresión, la ansiedad y el trastorno de estrés postraumático (TEPT).

Sin embargo, a diferencia de las dosis completas, que suelen administrarse en entornos terapéuticos controlados, las microdosis se utilizan de manera más flexible, integradas en la rutina diaria.

Los resultados de practicar la microdosificación dependen en gran medida de factores individuales, como la sensibilidad de la persona, la frecuencia de uso, la dosis y otros elementos subjetivos, como la intención, las expectativas y la mentalidad del usuario.

A pesar de esta variabilidad, numerosos registros y testimonios sugieren que la microdosificación puede potenciar notablemente la energía física, la agudeza sensorial y el bienestar emocional, además de fomentar beneficios como una mayor concentración, resiliencia al estrés y capacidad de introspección.

A medida que la investigación avanza, es crucial abordar la microdosificación con un enfoque equilibrado, reconociendo tanto su potencial como sus limitaciones.

Aunque los informes anecdóticos son prometedores, se necesitan estudios clínicos rigurosos para comprender plenamente sus mecanismos de acción, optimizar los protocolos de uso y garantizar su seguridad a largo plazo.

Mientras tanto, la microdosificación sigue siendo una práctica fascinante que combina tradición, innovación y ciencia, ofreciendo una ventana única a las posibilidades de los psicodélicos en dosis mínimas.

¿Cómo actúa la microdosis de psilocibina?

La microdosis de psilocibina puede reportar una amplia variedad de beneficios, entre los que se incluyen mejoras en el estado de ánimo, un incremento de la creatividad y una mayor capacidad de concentración.

Aunque aún queda mucha investigación por hacer para comprender plenamente sus efectos, la evidencia preliminar sugiere que la microdosificación podría convertirse en una herramienta útil para ayudar a un gran número de personas en diversos aspectos de su vida.

Uno de los beneficios más destacados de la microdosificación de psilocibina es el aumento de la productividad, relacionado con mejoras en el enfoque y la concentración.

Esto es especialmente útil para personas que tienden a distraerse con facilidad o que enfrentan desafíos para mantener la atención en tareas específicas.

Al facilitar un estado mental más claro y centrado, la microdosificación puede ayudar a optimizar el rendimiento en el trabajo o los estudios.

Además, la microdosificación ha sido asociada con un impulso en la creatividad y la capacidad de resolución de problemas. Este beneficio es particularmente valioso para quienes trabajan en campos que requieren innovación, como artistas, diseñadores, científicos y programadores.

Al fomentar un pensamiento más flexible y divergente, la psilocibina en dosis bajas puede facilitar la generación de ideas originales y la identificación de soluciones creativas a problemas complejos.

Otro aspecto importante es el incremento en la motivación general y los niveles de energía que la microdosificación puede proporcionar.

Esto resulta especialmente útil para personas que realizan actividades que demandan un gran esfuerzo físico o mental, como atletas, emprendedores o aquellos con trabajos de alta exigencia.

Al promover una sensación de vitalidad y disposición, la psilocibina puede ayudar a superar la procrastinación y mantenerse activo durante el día.

Estos beneficios explican por qué la microdosificación de psilocibina ha ganado popularidad entre artistas, exploradores, científicos y programadores, quienes la utilizan como una herramienta para potenciar su rendimiento y bienestar.

Sin embargo, estas son solo algunas de las razones por las cuales esta práctica ha capturado el interés de tantas personas.

Beneficios potenciales de la microdosis

Las culturas ancestrales de todo el mundo han reconocido durante milenios el poderoso potencial de los hongos medicinales, integrando su uso en rituales, ceremonias y prácticas curativas.

Hoy, la ciencia moderna está comenzando a validar lo que estas tradiciones han sabido durante siglos, explorando los mecanismos y beneficios de sustancias como la psilocibina en dosis bajas, también conocidas como microdosis.

Uno de los primeros estudios científicos que abordó este tema fue realizado en 1970 por el psicólogo Roland Fischer, quien demostró que consumir dosis bajas de psilocibina mejora temporalmente la visión general y la percepción sensorial.

Este hallazgo sentó las bases para investigaciones posteriores que han explorado cómo los psicodélicos, incluso en cantidades mínimas, pueden influir en la cognición y la percepción.

En la actualidad, algunas de las investigaciones más prometedoras se centran en la capacidad de la psilocibina para promover la plasticidad neuronal, tanto funcional como estructural.

Esto significa que la psilocibina puede aumentar la capacidad del cerebro para formar nuevas conexiones neuronales, un proceso crucial para el aprendizaje, la memoria y la recuperación de lesiones cerebrales.

Estudios recientes han demostrado que la psilocibina induce neurogénesis en el hipocampo, una región del cerebro esencial para la formación de recuerdos y la consolidación de la información.

Además, la psilocibina tiene un impacto significativo en las áreas del cerebro que procesan el miedo y las emociones negativas.

Esto ha llevado a obtener notables resultados en estudios con pacientes que enfrentan un cáncer potencialmente mortal, donde la psilocibina ayudó a reducir su miedo a la muerte y mejoró su bienestar emocional.

Estos efectos se deben, en parte, a la capacidad de la psilocibina para modular la actividad en la amígdala y otras regiones relacionadas con la respuesta al miedo.

Estos hallazgos no solo respaldan el uso terapéutico de la psilocibina, sino que también ofrecen un soporte científico a la teoría del mono drogado.

Aunque la investigación sobre las microdosis de psilocibina aún está en sus primeras etapas, los resultados preliminares son alentadores y apuntan a un futuro en el que estas sustancias podrían ser utilizadas para mejorar la salud mental, la cognición y el bienestar general.

Sin embargo, es fundamental continuar explorando estos efectos a través de estudios clínicos rigurosos para garantizar su seguridad y eficacia.

1. Lubricante social

La microdosis de psilocibina ha demostrado tener un impacto significativo en la mejora de las interacciones sociales, actuando como un "lubricante social" natural.

Al facilitar la apertura emocional y la confianza, esta práctica puede ayudar a las personas a conectarse más profundamente con los demás, superando barreras como la timidez o la ansiedad social.

A diferencia del alcohol, que a menudo se utiliza para reducir inhibiciones, pero puede llevar a comportamientos descontrolados, la microdosificación de psilocibina ofrece una alternativa más segura y equilibrada, permitiendo una mayor fluidez en las relaciones sin comprometer la claridad mental o el autocontrol.

Este efecto se debe, en parte, a la capacidad de la psilocibina para modular la actividad en regiones cerebrales asociadas con la regulación emocional y la empatía, como la corteza prefrontal medial y la ínsula.

Al promover una mayor conciencia emocional y sensibilidad interpersonal, la microdosificación puede facilitar conversaciones más auténticas y significativas, lo que resulta especialmente útil en situaciones sociales desafiantes, como reuniones laborales, eventos sociales o encuentros íntimos.

Además, al reducir la ansiedad social y fomentar una actitud más relajada y receptiva, la microdosificación puede ayudar a las personas a sentirse más cómodas en entornos grupales, lo que puede mejorar tanto las relaciones personales como las dinámicas de equipo en el ámbito profesional.

Este beneficio ha llevado a muchas personas a considerar la microdosificación como una herramienta valiosa para navegar situaciones sociales con mayor confianza y autenticidad.

2. Beneficios para la salud

La microdosis de psilocibina puede ofrecer una amplia gama de beneficios tanto para la salud física como mental.

Uno de los efectos más destacados es su capacidad para reducir la ansiedad y aliviar los síntomas depresivos, lo que contribuye a un mejor estado de ánimo general.

Al modular la actividad en regiones cerebrales asociadas con la regulación emocional, como la corteza prefrontal y la amígdala, la psilocibina en dosis bajas puede ayudar a las personas a manejar el estrés y las emociones negativas de manera más efectiva.

Además de sus efectos sobre la salud mental, investigaciones recientes sugieren que la microdosificación de psilocibina podría tener aplicaciones terapéuticas para tratar afecciones físicas específicas.

Por ejemplo, estudios preliminares indican que podría ser útil en el manejo de migrañas y dolores de cabeza en racimo, condiciones que suelen ser difíciles de tratar con enfoques convencionales.

Otro campo prometedor es el tratamiento del trastorno de estrés postraumático (TEPT).

La psilocibina, incluso en dosis bajas, ha mostrado potencial para ayudar a los pacientes a procesar experiencias traumáticas de manera más efectiva, facilitando la integración emocional y reduciendo los síntomas de hipervigilancia y flashbacks.

Aunque la investigación en estas áreas aún está en sus primeras etapas, los resultados preliminares son alentadores y han llevado a un creciente interés en explorar el potencial terapéutico de la microdosificación de psilocibina.

3. Neurogénesis y neuroplasticidad

La microdosis de psilocibina podría convertirse en un tratamiento eficaz para estimular el crecimiento de nuevas neuronas en personas que han sufrido lesiones cerebrales causadas por el alcoholismo.

Esto se debe a que la psilocibina actúa como un agente neurogenerador, promoviendo el desarrollo y la proliferación de nuevas células nerviosas.

Este efecto es particularmente relevante en casos de daño cerebral, donde la regeneración neuronal puede ser crucial para la recuperación funcional y la mejora de la calidad de vida.

Estudios en animales han demostrado que la microdosificación de psilocibina aumenta la proliferación de células madre neurales, lo que facilita la formación de nuevas neuronas.

Además, se ha observado que la psilocibina promueve el crecimiento de nuevos vasos sanguíneos en el cerebro, un proceso conocido como angiogénesis, que mejora el suministro de oxígeno y nutrientes a las células cerebrales.

Estos hallazgos sugieren que la psilocibina no solo podría reparar el tejido cerebral dañado, sino también mejorar la función cognitiva y la plasticidad cerebral, dos aspectos clave para la recuperación neurológica.

La neuroplasticidad, es decir, la capacidad del cerebro para reorganizarse formando nuevas conexiones neuronales, es uno de los efectos más estudiados de la psilocibina.

En estudios con roedores, se ha demostrado que la psilocibina estimula la formación de sinapsis (conexiones entre neuronas) y aumenta la expresión de proteínas relacionadas con la plasticidad, como el factor neurotrófico derivado del cerebro (BDNF).

Este mecanismo se cree que es la base de muchas formas de aprendizaje y adaptación, y podría explicar por qué la psilocibina ha mostrado potencial para mejorar la memoria, la cognición y la recuperación funcional en modelos animales.

La evidencia actual sugiere que la microdosificación de psilocibina podría ser una herramienta valiosa en el campo de la neurología regenerativa, ofreciendo nuevas esperanzas para quienes buscan recuperarse de daños cerebrales.

4. Reconexión con la naturaleza

Uno de los efectos más profundos y transformadores de la psilocibina, tanto en dosis completas como en microdosis, es su capacidad para fomentar una reconexión con la naturaleza.

Muchas personas reportan que esta sustancia les ayuda a reflexionar sobre su lugar en el mundo natural y a sentirse más integrados en él.

Esta sensación de unidad con el entorno puede ser especialmente poderosa, ya que no solo promueve una mayor conciencia ecológica, sino que también puede generar un profundo sentido de paz y pertenencia.

Este efecto ha llevado a muchas personas a utilizar la psilocibina en entornos naturales, como paseos al aire libre, senderismo o meditación en bosques, montañas o playas.

La combinación de la psilocibina con la belleza y serenidad de la naturaleza parece potenciar sus beneficios, facilitando una experiencia más enriquecedora y significativa.

Estudios han sugerido que pasar tiempo en entornos naturales reduce el estrés, la ansiedad y los síntomas de depresión y la psilocibina parece amplificar estos efectos.

Al fomentar una mayor conciencia ambiental y un sentido de interconexión, la microdosificación de psilocibina no solo beneficia al individuo, sino que también puede inspirar un mayor respeto y cuidado por el medio ambiente.

Esta es una de las razones por las que habitualmente es utilizada por personas que gustan de dar paseos al aire libre o meditar en entornos naturales.

5. Estados de flujo (Flow States)

La microdosis de psilocibina podría ser una herramienta efectiva para inducir lo que se conoce como estados de flujo, un fenómeno psicológico en el que una persona se sumerge tan profundamente en una tarea que pierde la noción del tiempo y se mantiene completamente enfocada en lo que está haciendo.

Estos estados, descritos por primera vez por el psicólogo Mihaly Csikszentmihalyi, se caracterizan por una sensación de fluidez, concentración absoluta y alto rendimiento, cualidades que son altamente valoradas en campos como el arte, la música, los deportes y la programación.

Estudios preliminares sugieren que pequeñas dosis de psilocibina pueden modular las ondas cerebrales alfa, que están asociadas con la relajación alerta y la concentración profunda.

Esta modulación podría facilitar la entrada en estados de flujo al reducir las distracciones mentales y promover un enfoque más nítido y sostenido en la tarea que se está realizando.

Además, la psilocibina parece fomentar una mayor flexibilidad cognitiva, lo que permite a las personas abordar problemas de manera más creativa y eficiente, otro aspecto clave de los estados de flujo.

La capacidad de la microdosificación para inducir estos estados ha llevado a muchas personas, especialmente artistas, músicos, deportistas y profesionales de la tecnología, a incorporarla en sus rutinas diarias.

Por ejemplo, un programador podría experimentar una mayor capacidad para resolver problemas complejos, mientras que un músico podría encontrar una conexión más profunda con su instrumento y su creatividad.

Estos beneficios no solo mejoran el rendimiento, sino que también aumentan la satisfacción personal y la motivación intrínseca.

Resumen de aplicaciones

Los beneficios de la microdosificación de psilocibina aún se encuentran en fase de estudio, pero la combinación de investigaciones sobre dosis completas (o "de viaje"), la acumulación de datos anecdóticos y la creciente evidencia científica están impulsando ensayos clínicos a gran escala.

Estos estudios buscan establecer estándares con utilidad clínica demostrada en diversos ámbitos, desde la salud mental hasta el bienestar físico y espiritual.

A continuación, un resumen de los beneficios y aplicaciones más destacados:

1. Beneficios mentales

- Mayor concentración y enfoque
- Acceso a estados de flujo
- Mayor creatividad
- Mayor productividad
- Mejoras en la resolución de problemas
- Mayor conciencia general
- Estado de ánimo equilibrado
- Mejora en la toma de decisiones
- Mentalidad positiva
- Disminución de los síntomas de la depresión
- Menor procrastinación

2. Beneficios físicos

- Mejoras del sueño
- Mayor energía física
- Mejoras en la percepción sensorial
- Síndrome premenstrual reducido
- Disminución del dolor
- Mejor conexión con tu cuerpo
- Menos tartamudeo
- Apoyo en el tratamiento de adicciones

3. Beneficios espirituales

- Mayor conciencia emocional
- Mayor conexión emocional

- Mayor apertura emocional
- Mayor capacidad de asombro
- Mayor sentido de pertenencia
- Mayor sentido de unidad
- Mayor gratitud por la vida

Potencial terapéutico

Además de los muchos beneficios para el bienestar de las microdosis, también se han informado aplicaciones médicas efectivas que incluyen la depresión, el TDAH y los dolores de cabeza en racimo, pero también en el tratamiento de las siguientes patologías:

- Migrañas
- Trastorno obsesivo-compulsivo
- Trastornos de la alimentación
- Síndrome premenstrual
- Pérdida de cabello
- Adicciones
- Accidentes cerebrovasculares
- Alergias
- Ansiedad social
- Agotamiento
- Lesiones cerebrales traumáticas
- Desequilibrio hormonal

Riesgos asociados al consumo de microdosis

Aunque los psicodélicos en dosis altas han sido ampliamente estudiados y se consideran sustancias más seguras que el alcohol, el tabaco o la marihuana, es importante abordar con precaución el tema.

Un buen punto de partida es el estudio realizado por el neurofarmacólogo inglés David Nutt, quien evaluó el daño real causado por el consumo de diversas sustancias, estableciendo 15 categorías de riesgo divididas en daños físicos, psicológicos y sociales.

Las 9 categorías de daño físico y psicológico incluyeron: mortalidad directa, mortalidad derivada, daños directos, daños derivados, dependencia, discapacidad mental, percepción, relaciones interpersonales y lesiones.

Por otro lado, las 6 categorías de daños sociales abarcaron: crimen, conflictos familiares, daños al entorno directo, daños al conjunto de la sociedad, carga económica en salud y deterioro de la cohesión comunitaria.

Las conclusiones del estudio revelaron que el alcohol es, por mucho, la sustancia más dañina en todos los niveles, seguida por la heroína y el crack, mientras que la psilocibina se ubicó como la sustancia menos riesgosa en todas las categorías.

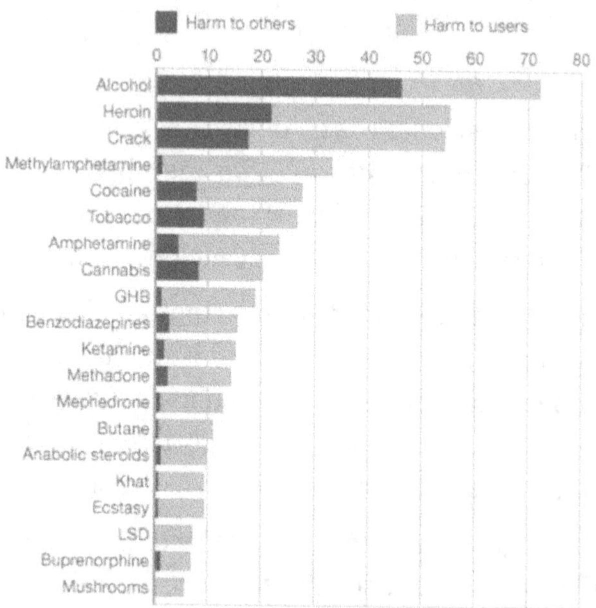

Si deseas profundizar en este tema, el libro "Drugs without the hot air: Making sense of legal and illegal drugs" ofrece una explicación detallada del estudio, su metodología y sus resultados.

Sin embargo, es importante reconocer que la desinformación y la propaganda han sido herramientas clave en la llamada Guerra contra las Drogas, impulsada originalmente por el presidente de Estados Unidos Richard Nixon en la década de 1960.

Esta campaña ha contribuido a estigmatizar sustancias como la psilocibina, a pesar de su bajo perfil de riesgo en comparación con otras drogas legales e ilegales.

Aunque podría ser tentador asumir que las microdosis de una sustancia bien estudiada en dosis altas implicarían un riesgo proporcionalmente menor, la evidencia empírica sugiere que no están exentas de posibles efectos adversos.

Algunos de los riesgos asociados con la microdosificación de psilocibina incluyen:

- Mayor ansiedad en personas predispuestas
- Mayor paranoia en personas propensas
- Inestabilidad emocional ante duelos
- Molestias estomacales leves y náuseas
- Fatiga
- Dificultades para dormir
- Dolores de cabeza

Estos riesgos, aunque generalmente leves, subrayan la importancia de abordar la microdosificación con precaución y responsabilidad.

Es fundamental que las personas interesadas en esta práctica estén bien informadas, comiencen con dosis bajas y presten atención a cómo su cuerpo y mente responden

Además, consultar con un profesional de la salud antes de iniciar cualquier régimen de microdosificación es una medida prudente, especialmente para quienes tienen antecedentes de problemas de salud mental o están tomando medicamentos.

Es especialmente importante que las personas con condiciones de salud mental preexistentes, como ansiedad severa, depresión, trastorno bipolar o esquizofrenia, consulten a un profesional de la salud antes de considerar la microdosificación.

Desventajas de utilizar microdosis

Aunque la microdosificación de psilocibina ha ganado popularidad por sus potenciales beneficios, también conlleva algunas desventajas y riesgos que es importante considerar.

Uno de los efectos adversos más comunes es la fatiga, que puede manifestarse como una sensación de cansancio o agotamiento, incluso en personas que normalmente tienen altos niveles de energía.

Además, algunas personas experimentan náuseas leves o dolores de cabeza, posiblemente debido a cambios en las necesidades físicas subyacentes o en la respuesta del cuerpo a la sustancia.

Otro desafío asociado con la microdosificación es el desarrollo de tolerancia.

Cuando las microdosis se toman todos los días en lugar de seguir un protocolo establecido (como el popular régimen de "un día sí, dos días no"), el cuerpo puede acostumbrarse a la sustancia, lo que reduce su efectividad.

Esto significa que algunas personas pueden sentir la necesidad de aumentar la dosis para obtener los mismos efectos, lo que podría llevar a un uso menos controlado y aumentar el riesgo de efectos secundarios.

Por último, lidiar con los cambios en la conciencia y la mayor sensibilidad emocional que pueden acompañar a la microdosificación puede ser un desafío en sí mismo.

Para algunas personas, estos cambios pueden resultar abrumadores, especialmente si no están preparadas para manejar emociones intensas o si atraviesan períodos de estrés o inestabilidad emocional.

Esto subraya la importancia de abordar la microdosificación con precaución y autoconocimiento, de estar atento a cómo el cuerpo y la mente responden a la sustancia.

En resumen, aunque la microdosificación puede ofrecer beneficios significativos, también presenta riesgos y desafíos que deben ser considerados.

Es fundamental que las personas interesadas en esta práctica estén bien informadas, sigan protocolos establecidos y, si es posible, consulten con un profesional de la salud antes de comenzar.

Esto ayudará a maximizar los beneficios y minimizar los posibles efectos adversos.

VI. Protocolos de microdosis

Un protocolo de microdosis se refiere a una serie de pautas estructuradas que indican cuánto, cuándo y cómo tomar una microdosis, en este caso, de hongos con psilocibina.

Estas pautas han sido diseñadas para ayudar a los usuarios a encontrar el método más eficaz y seguro para integrar la microdosificación en su vida diaria.

Para garantizar una dosificación precisa, es recomendable utilizar una balanza de joyería, una herramienta económica que permite medir cantidades pequeñas con exactitud.

A lo largo de los años, se han desarrollado al menos siete variantes distintas de protocolos, cada uno con sus propias características, beneficios y desafíos.

El objetivo es que cada persona pueda experimentar y ajustar el enfoque que mejor se adapte a sus necesidades individuales.

1. Protocolo más utilizado

El protocolo más conocido y ampliamente utilizado es el creado por James Fadiman, a menudo llamado el "Padre de la Microdosis".

Este enfoque es ideal para quienes se inician en la práctica, ya que ofrece una estructura clara y sencilla.

El protocolo de Fadiman sugiere tomar una microdosis un día sí y dos días no, es decir, un día de microdosis seguido de dos días de descanso.

Este ciclo se repite durante varias semanas, permitiendo al usuario evaluar los efectos y ajustar la dosis según sea necesario.

Fadiman recomienda comenzar con una dosis baja, generalmente 0,1 gramos de hongos secos y ajustar gradualmente hasta encontrar la dosis óptima.

Este enfoque no solo minimiza el riesgo de efectos secundarios, sino que también permite al usuario familiarizarse con los efectos sutiles de la microdosificación sin interferir significativamente en su vida cotidiana.

2. Encontrar la dosis óptima

La microdosificación se define como una dosis subperceptual, es decir, una cantidad que no provoca los efectos psicoactivos asociados con un "viaje psicodélico".

Sin embargo, la sensibilidad a la psilocibina varía de una persona a otra, por lo que es crucial comenzar con una dosis baja y ajustarla gradualmente.

Un buen punto de partida son 0,1 gramos de hongos secos, pero esta cantidad puede variar según la concentración de psilocibina en los hongos y la sensibilidad individual.

La recomendación es aumentar la dosis en incrementos pequeños (0,05 gramos) hasta que se perciban los primeros efectos sutiles, como una ligera somnolencia o un aumento en la claridad mental.

Una vez identificado este punto, se recomienda volver a la dosis anterior, que se considera la dosis óptima para la microdosificación.

3. ¿Cuándo comenzar?

Dado que la microdosificación no debería interferir con las actividades diarias, es aconsejable comenzar durante un fin de semana o en días libres, cuando no haya presiones laborales o responsabilidades urgentes.

Esto permite al usuario dedicar tiempo a observar cómo responde su cuerpo y mente a la sustancia, ajustar la dosis si es necesario y familiarizarse con los efectos sutiles.

Una vez que el usuario se siente cómodo con la experiencia, el objetivo es integrar la microdosificación en la rutina diaria sin que esta afecte negativamente el desempeño en el trabajo, los estudios o las relaciones personales.

La idea es que la microdosis actúe como una herramienta de apoyo, mejorando el bienestar y el rendimiento sin ser un factor disruptivo.

Fases de una microdosis

La preparación de un protocolo de microdosis requiere, en primer lugar, obtener los insumos adecuados.

Esto incluye hongos con psilocibina secos de alta calidad, una balanza de joyería para medir con precisión la dosis y, opcionalmente, cápsulas de gelatina para facilitar la ingesta.

Luego debes seleccionar el protocolo que mejor se adapte a tus necesidades.

El protocolo Fadiman es una excelente opción para principiantes, pero existen otras variantes que pueden ser más adecuadas según tus objetivos.

Durante la fase de ajuste, el usuario experimenta con diferentes dosis, generalmente entre 0,1 y 0,3 gramos de hongos secos, para encontrar la cantidad óptima.

Es recomendable llevar un diario para registrar los efectos, como cambios en el estado de ánimo, niveles de energía, creatividad y productividad.

Esta fase suele caracterizarse por una sensación de mayor energía, euforia leve y un aumento en la creatividad y la productividad.

Una vez establecida la dosis óptima, la fase de integración consiste en identificar los beneficios específicos que la microdosificación aporta a tu vida.

Esto puede incluir una mayor motivación, menos ansiedad, mejor concentración o un aumento en la creatividad.

La fase de mantenimiento implica completar un ciclo de microdosis (generalmente de 4 a 6 semanas) seguido de una pausa de semanas equivalente.

Este descanso es crucial para evitar el desarrollo de tolerancia y permitir que el cuerpo se reinicie.

Finalmente, después de la pausa, el usuario puede decidir si desea reiniciar o no el ciclo de microdosificación.

Esta fase es ideal para reflexionar sobre los beneficios obtenidos y ajustar el protocolo si es necesario.

¿Por qué realizar microdosis en ciclos?

La microdosificación es una práctica altamente personalizada que requiere paciencia, autoconocimiento y un enfoque responsable.

La microdosificación, además, no debe ser continua e indefinida, sino que se recomienda realizar en ciclos que incluyen periodos de consumo seguidos de periodos de descanso.

La recomendación general es realizar microdosis en ciclos de 4 a 8 semanas, seguidos de un descanso de 2 a 8 semanas.

Esta estructura se ha establecido considerando varias razones principales:

1. Desarrollo de tolerancia

Una de las principales razones para realizar microdosis en ciclos es evitar el desarrollo de tolerancia.

Si se consume una microdosis diariamente, el cuerpo puede acostumbrarse a la sustancia, lo que significa que se necesitarán dosis cada vez mayores para obtener los mismos efectos.

Esto no solo reduce la eficacia de la microdosis, sino que también puede aumentar el riesgo de efectos secundarios.

Al realizar pausas entre ciclos, se permite que el cuerpo se "reinicie" y se mantenga la sensibilidad a la psilocibina.

2. Investigación a largo plazo

La mayoría de los estudios científicos sobre microdosificación se han realizado en periodos cortos, generalmente de 30 días.

Esto significa que no existen datos concluyentes sobre los efectos a largo plazo de un consumo extendido de microdosis.

Realizar ciclos con periodos de descanso ayuda a minimizar los riesgos potenciales asociados con un uso prolongado, ya que permite al cuerpo y la mente recuperarse y evitar posibles efectos adversos no documentados.

3. Integración

Los periodos de descanso no solo son importantes para evitar la tolerancia, sino también para profundizar en la integración de los beneficios obtenidos durante el ciclo de microdosificación.

La integración es una fase crucial en la que el usuario reflexiona sobre los cambios experimentados, tanto a nivel mental como emocional y los aplica en su vida diaria.

Al tomar pausas, se facilita este proceso de reflexión y asimilación, lo que puede potenciar los efectos positivos de la microdosificación a largo plazo.

4. Sincronía de ciclos naturales

Todo en la naturaleza funciona en ciclos, desde las estaciones del año hasta los ritmos circadianos del cuerpo humano.

La salud mental, emocional y física también sigue patrones cíclicos, por lo que tiene sentido abordar la microdosificación de manera similar.

Al realizar microdosis en ciclos, se respeta este principio natural y se fomenta un enfoque más integral y equilibrado, que considera no solo los aspectos mentales, sino también los emocionales, físicos y espirituales.

5. Tipos de enfoque

Realizar microdosis en ciclos no solo es una práctica recomendada para evitar la tolerancia y los riesgos asociados con el uso prolongado, sino que también permite una integración más profunda de los beneficios.

Este enfoque cíclico asegura que la microdosificación sea una herramienta sostenible y efectiva para mejorar el bienestar a largo plazo, sin comprometer la salud física o mental del usuario.

¿Mejores cepas para microdosis?

La idea de que ciertas cepas de hongos con psilocibina son intrínsecamente mejores para realizar microdosis es un tema que combina química, farmacología y principalmente, un amplio cuerpo de reportes anecdóticos de usuarios.

A primera vista parece sensato pensar que diferentes líneas genéticas producen perfiles químicos distintos que podrían manifestarse durante el uso de microdosis.

Sin embargo, cuando se examina la evidencia científica disponible, resulta claro que la discusión tiene dos capas.

Por un lado, la variabilidad real en el contenido de psilocibina, psilocina y otros alcaloides entre especies y cepas.

Por otro, la escasez de evidencia clínica que demuestre que una cepa concreta provoque mejores efectos terapéuticos o funcionales a niveles de microdosis.

Variabilidad química entre especies y cepas

Los análisis químicos modernos han confirmado que el contenido de psilocibina y psilocina varía ampliamente tanto entre especies como entre cepas dentro de una misma especie.

Un estudio publicado en Nature denominado *Comprehensive analysis of 42 psilocybin-producing fungal strains reveals metabolite diversity and species-specific clusters* realizó un perfil detallado de 42 variedades de Psilocybe cubensis utilizando cromatografía líquida acoplada a espectrometría de masas (LC-MS) en donde se cuantificaron la concentración de psilocibina, psilocina, baeocistina, norbaeocistina, aeruginascina y otros metabolitos secundarios.

Los resultados mostraron que el contenido de psilocibina osciló entre 0.52% y 1.93% de materia seca, lo que representa una diferencia de más del 360% entre las cepas menos y más potentes.

Cada cepa presentó un metaboloma único, es decir, un perfil químico completo y reconocible, estrechamente ligado a su linaje genético, como una huella molecular que incluye no solo alcaloides, sino también terpenos, ácidos fenólicos y compuestos volátiles que podrían modular la actividad farmacológica.

Esta variabilidad implica que dos muestras con el mismo peso seco pueden entregar cantidades muy distintas de compuestos activos, lo que explica muchas de las diferencias percibidas en la experiencia subjetiva, incluso entre usuarios que siguen el mismo protocolo basado en peso de materia orgánica seca.

Lo que importa es la cantidad de psilocibina

Cuando se trata de microdosis, la evidencia disponible sugiere que el factor determinante de los efectos es la cantidad de psilocibina administrada.

Por ejemplo, 0,1 g de una cepa con 1,9% de psilocibina (como Penis Envy) equivalen a 0,2 g de una cepa con 0,95% (como Golden Teacher).

A pesar de la diferencia en peso, las dosis son farmacológicamente equivalentes.

Esto explica muchas percepciones anecdóticas sobre la existencia de mejores cepas para microdosis, ya que lo que realmente varía es la potencia relativa, no necesariamente un efecto cualitativo.

Una cepa más potente simplemente permite alcanzar la misma dosis con menos materia orgánica, lo que puede mejorar la precisión y reducir la carga de otros compuestos inertes.

¿Existen mejores cepas para microdosis?

Aunque no existe un consenso científico que determine objetivamente cuál cepa es mejor para microdosis, la experiencia colectiva de miles de usuarios y la estabilidad química de ciertas cepas han llevado a que se establezcan preferencias.

Penis Envy y Golden Teacher son frecuentemente destacadas como las más recomendadas. Sin embargo, esta preferencia no se debe únicamente a sus efectos subjetivos, sino también a su consistencia genética y facilidad de cultivo.

Pero incluso más allá de la cepa específica, son aquellas propagadas asexualmente las que presentan la menor variabilidad en el contenido de psilocibina entre distintos lotes, un factor es crítico cuando se busca reproducibilidad, ya que elimina la deriva genética vinculada a la reproducción sexual mediante esporas.

Esto no ocurre con cepas cultivadas a partir de mezclas esporales, donde constantemente se reflejan fenotipos con potencias muy distintas.

La consideración clave en microdosis

La conclusión práctica más importante para quienes realizan microdosis es que la elección de cepa debe ir acompañada del ajuste de dosis en función del contenido estimado de psilocibina.

Si ya has identificado que 0,2 g de Golden Teacher produce un efecto óptimo en ti, puedes recalcular la dosis equivalente a cualquier otra cepa. Para Penis Envy por ejemplo necesitarías usar sólo 0,11 g.

Si en cambio, es la primera vez que microdosificas, con cualquier cepa, la rutina recomendada es la misma, comenzar bajo (0,1 g por ejemplo) y ajustar subiendo gradualmente hasta que sientas los primeros efectos concretos relacionados. Una vez identificado ese punto, volver a la dosis inmediatamente anterior.

Este enfoque, basado en el contenido porcentual de psilocibina más que en los miligramos de materia orgánica, permite una práctica más precisa, algo que es especialmente útil para quienes rotan cepas, ya sea porque cultivan distintas variedades o acceden a diferentes fuentes, convirtiendo la microdosis en un protocolo mucho más estandarizado y reproducible.

¿Qué sucede en dosis mayores o macrodosis?

En dosis mayores o macrodosis, aunque dos variedades contengan cantidades equivalentes de psilocibina, la experiencia resultante suele variar significativamente dependiendo de la cepa utilizada.

Esta diferencia si se explicaría por la presencia de los otros alcaloides psicoactivos (baeocistina, norbaeocistina y aeruginascina), así como por la combinación de metabolitos secundarios, compuestos volátiles y terpenos propios de cada cepa.

Estudios preclínicos sugieren que estos compuestos pueden modular la actividad del sistema serotoninérgico como la aeruginascina, que desarrolla efectos antiinflamatorios y neuroprotectores (Lenz et al., 2025; Dinis-Oliveira, 2022).

En macrodosis, estas variaciones pueden traducirse en diferencias en la intensidad, duración, calidad emocional o perceptiva de la experiencia. En microdosis, por el contrario, estas diferencias se consideran imperceptibles.

La cantidad total de psicoactivos es muy baja y los efectos principales dependen casi exclusivamente de la señalización 5-HT2A. Los metabolitos menores o terpenos no alcanzan niveles suficientes para producir cambios notables.

Extractos vs. psilocibina sintética

Un trabajo publicado en ACS Pharmacology & Translational Science (Sherwood et al., 2023) mostró que los extractos de Psilocybe cubensis inducen perfiles de expresión génica y actividad neuronal ligeramente distintos a los de la psilocibina aislada, incluso a dosis equivalentes.

Estos hallazgos sugieren una confirmación de que el conjunto de metabolitos presentes en cada variedad de hongos puede generar señales biológicas adicionalmente moduladas, lo que refuerza la hipótesis de un efecto séquito.

Calcular microdosis según variedad

Para lograr efectos seguros y consistentes, es fundamental calcular correctamente la dosis según el peso seco del hongo y su contenido de psilocibina.

Golden Teacher como referencia

La forma correcta de calcularla es a partir del peso seco del hongo y su contenido de psilocibina (%).

La cepa Golden Teacher contiene en promedio 0,6% de psilocibina sobre peso seco. Es decir, 1 g seco ≈ 6 mg de psilocibina.

Por tanto, 0,1 g de Golden Teacher ≈ 0,6 mg de psilocibina, lo que corresponde a una microdosis inicial estándar.

Cálculo si usas otra variedad

Cada variedad tiene una potencia distinta. Para mantener el mismo efecto que con Golden Teacher, entonces es necesario ajustar la dosis, en g o mg.

Por ejemplo, al calcular la equivalencia de 0,1 g (100 mg) de Golden Teacher al 0,6% de psilocibina a una cepa Blue Meanie al 0,9% de psilocibina.

$$\text{Dosis}_B \text{ (g)} = 0{,}1\,\text{g} \times \left(\frac{0{,}6\,\%}{\text{Contenido de psilocibina}_B\,(\%)} \right)$$

En gramos:

$$0{,}1\,\text{g} \times \left(\frac{0{,}6}{0{,}9} \right) = 0{,}067\,\text{g}$$

En miligramos

$$100\,\text{mg} \times \left(\frac{0{,}6}{0{,}9} \right) = 66{,}7\,\text{mg}$$

Esto quiere decir que, para equiparar el contenido de psilocibina de 0,1 g (100 mg) de Golden Teacher, necesitarás solo 0,067 g (66,7 mg) de Blue Meanie.

Cálculo entre cualquier variedad

Si ya has establecido una microdosis a partir de una variedad distinta a Golden Teacher y necesitas el equivalente en cualquier otra variedad, la fórmula sigue siendo la misma, incorporando el contenido de psilocibina de ambas cepas (tabla al final):

$$\text{Dosis}_B \ (\text{g}) = \text{Dosis}_A \ (\text{g}) \times \frac{\text{Contenido de psilocibina}_A \ (\%)}{\text{Contenido de psilocibina}_B \ (\%)}$$

Por ejemplo, si queremos conocer la equivalencia en gramos de una cepa Penys Elvy (1%) para una cepa B+ (0,5%).

$$\text{Dosis}_{B+} \ (\text{g}) = \text{Dosis}_{Penis\ Envy} \ (\text{g}) \times \frac{1,0\,\%}{0,5\,\%} = \text{Dosis}_{Penis\ Envy} \ (\text{g}) \times 2$$

$$\text{Dosis}_{B+} = 0,1\,\text{g} \times 2 = 0,2\,\text{g}$$

Esto quiere decir que para equiparar el contenido de psilocibina de 0,1 g (100 mg) de Penys Elvys necesitarás 0,2 g (200 mg) de B+.

Tabla comparativa ordenada por potencia

Nombre común	Psilocibina (%)	Equivalente a 0.1 g GT
Flying Saucers	1.5%	0.04 g
Albino Penis Envy	1.1%	0.055 g
Penis Envy	1.0%	0.06 g
Tidal Wave	1.0%	0.06 g
Blue Meanie	0.9%	0.067 g
Jedi Mind Fuck	0.9%	0.067 g
McKennaii	0.9%	0.07 g
Puerto Rican	0.9%	0.07 g
Wavy Cap	0.7%	0.09 g
Z-Strain	0.7%	0.08 g
Amazonian	0.7%	0.08 g
Golden Halo	0.7%	0.08 g
South African Transkei	0.7%	0.08 g
Knobby Tops	0.7%	0.08 g
Hauutia	0.7%	0.09 g
PES Hawaiian	0.7%	0.09 g

PES Amazonian	0.7%	0.09 g
Cambodian	0.6%	0.1 g
PF Classic	0.6%	0.1 g
Mexi-Cube	0.6%	0.1 g
Colombian	0.6%	0.1 g
Hillbilly	0.6%	0.1 g
TAMPA	0.6%	0.1 g
Texan	0.6%	0.1 g
Panama	0.6%	0.1 g
Mexican Dutch King	0.6%	0.1 g
Chitwan Nepal	0.6%	0.1 g
Costa Rican Gold	0.6%	0.1 g
Liberty Cap	0.6%	0.1 g
Acadian Coast	0.6%	0.11 g
Ecuadorian	0.6%	0.11 g
Florida White	0.6%	0.11 g
Australian	0.6%	0.11 g
Lizard King	0.6%	0.11 g
Koh Samui	0.6%	0.11 g
Stargazer	0.6%	0.11 g
Costa Rican	0.6%	0.11 g
Allen Strain	0.5%	0.12 g
B+	0.5%	0.12 g
Thai	0.5%	0.12 g
Malaysian	0.5%	0.12 g
Alacabenzi	0.5%	0.12 g
Orissa India	0.5%	0.12 g
Vietnamese	0.5%	0.12 g
Fiji	0.5%	0.12 g
Teonanácatl	0.4%	0.15 g
Mazatapec	0.4%	0.15 g

¿Cómo optimizar una microdosis?

La microdosificación de psilocibina puede potenciarse aún más cuando se combina con otras sustancias que crean sinergias y promueven beneficios adicionales para la salud mental, física y emocional.

Uno de los protocolos más destacados en este ámbito es el desarrollado por el micólogo Paul Stamets, que combina psilocibina con hongos adaptógenos y vitaminas.

Sin embargo, este no es el único enfoque, ya que existen otras combinaciones populares que también buscan maximizar los efectos de la microdosificación.

1. Melena de león y niacina

Este enfoque combina psilocibina, hongo melena de león (Hericium erinaceus) y vitamina B3 (niacina).

El hongo melena de león, no alucinógeno, tiene propiedades neuroprotectoras comprobadas que promueven la producción de mielina, una sustancia clave que protege las células nerviosas y facilita la transmisión de señales en el cerebro.

Además, se ha demostrado que estimula la neurogénesis (crecimiento de nuevas neuronas) y mejora la cognición y la memoria.

La vitamina B3, por su parte, es esencial para la salud cerebral y cardiovascular.

Se cree que la niacina ayuda a mejorar la circulación sanguínea y a potenciar los efectos de la psilocibina al facilitar su distribución en el organismo.

Esta combinación no solo maximiza los beneficios cognitivos y emocionales de la psilocibina, sino que también promueve la regeneración neuronal y la salud cerebral a largo plazo.

2. Magnesio

Otra combinación popular es la de psilocibina y magnesio, un mineral esencial que participa en más de 300 reacciones bioquímicas en el cuerpo.

El magnesio es conocido por sus propiedades relajantes, tanto a nivel muscular como mental. Ayuda a reducir el estrés, mejorar el estado de ánimo y promover un sueño reparador.

Además, es muy común que las personas tengan deficiencia de magnesio en su dieta, por lo que suplementarlo puede añadir muchos beneficios generales para la salud.

Al combinar psilocibina con magnesio, se pueden potenciar sus efectos relajantes y equilibrar el estado de ánimo, lo que resulta especialmente útil para personas que buscan reducir la ansiedad o mejorar la calidad del sueño.

3. Cafeína

La combinación de psilocibina y cafeína es ideal para aquellos que buscan aumentar su energía y concentración durante el día.

La cafeína es un estimulante natural que mejora el enfoque, la alerta y los niveles de energía; sin embargo, en algunas personas puede causar efectos secundarios como nerviosismo o ansiedad.

La microdosis de psilocibina puede potenciar los efectos energizantes y de enfoque, mientras que la cafeína puede contrarrestar algunos de los efectos negativos de la psilocibina, como la somnolencia o la fatiga.

Esta combinación es especialmente popular entre profesionales que necesitan mantenerse productivos y enfocados durante largas jornadas.

4. Cacao

El chocolate, especialmente el chocolate negro con al menos un 70% de cacao, es otro excelente aliado para la microdosificación de psilocibina.

El cacao es rico en antioxidantes que protegen las células del daño oxidativo y promueven la circulación sanguínea.

Además, el chocolate contiene compuestos que actúan como inhibidores de la monoaminooxidasa (IMAO), enzimas responsables de descomponer neurotransmisores como la serotonina y la dopamina.

Al combinar psilocibina con chocolate, se puede intensificar ligeramente el efecto psicoactivo de la microdosis, ya que los IMAO permiten que los neurotransmisores permanezcan activos por más tiempo en el cerebro.

Esta combinación no solo mejora el estado de ánimo, sino que también puede potenciar la conexión emocional y la sensación de bienestar.

Esta sinergia no es nueva; de hecho, los antiguos mayas ya reconocían las propiedades del cacao hace más de 4.000 años, considerándolo un "alimento de los dioses" y utilizándolo en rituales y ceremonias.

Protocolo Fadiman

El protocolo de Fadiman es uno de los enfoques más populares y respetados para la microdosificación de sustancias psicodélicas, como la psilocibina.

Desarrollado por James Fadiman, conocido como el "Padre de la Microdosis", este protocolo no solo proporciona una estructura clara para el consumo, sino que también enfatiza la importancia de la observación y la documentación de los efectos a lo largo del proceso, especialmente durante los días de descanso.

El protocolo de Fadiman sigue un ciclo de tres días, que se repite durante un periodo de 4 a 8 semanas, seguido de una pausa de 2 a 4 semanas.

Día 1: Microdosis

Tomar la microdosis por la mañana, idealmente en ayunas, para maximizar la absorción y los efectos. Esto también ayuda a evitar interferencias con el sueño nocturno.

La dosis recomendada suele ser de 0,1 a 0,3 gramos de hongos secos con psilocibina, dependiendo de la sensibilidad individual y la concentración de la sustancia.

Día 2: Descanso

Este es un día de integración, en el que se observan y documentan los efectos residuales de la microdosis del día anterior. Es un momento para reflexionar sobre los cambios en el estado de ánimo, la energía, la creatividad y otros aspectos.

Día 3: Descanso

Otro día de descanso, que permite al cuerpo y la mente reiniciarse antes de la siguiente microdosis.

Este día también es crucial para evaluar cómo se siente el usuario sin la influencia de la sustancia.

Día 4: Microdosis

Se repite el ciclo, tomando otra microdosis por la mañana en ayunas.

Este ciclo de un día de microdosis seguido de dos días de descanso se repite durante 4 a 8 semanas, dependiendo de los objetivos y la respuesta individual.

Después de completar este periodo, se recomienda tomar una pausa de 2 a 4 semanas antes de reiniciar el ciclo.

Beneficios del protocolo Fadiman

El protocolo de Fadiman proporciona un marco fácil de seguir, especialmente útil para principiantes.

Los días de descanso ayudan a evitar que el cuerpo desarrolle tolerancia a la sustancia, lo que mantiene la eficacia de la microdosis y permite al usuario reflexionar sobre los efectos y aplicar los beneficios en su vida diaria.

Recomendaciones

Para quienes se inician en la microdosificación, Fadiman recomienda seguir este protocolo durante 30 días antes de evaluar los resultados.

Este periodo permite al usuario familiarizarse con los efectos sutiles de la microdosis y determinar si este enfoque es el más adecuado para sus necesidades.

Es fundamental llevar un diario o registro durante todo el proceso. Anotar los cambios en el estado de ánimo, los niveles de energía, la creatividad, la productividad y cualquier otro efecto observado ayudará a evaluar la eficacia del protocolo.

Si los efectos son demasiado sutiles o por el contrario, demasiado intensos, es posible ajustar la dosis en incrementos o decrementos pequeños (0,05 gramos) hasta encontrar la cantidad óptima.

Enfoque equilibrado y efectivo

El protocolo de Fadiman es una excelente opción para quienes buscan una estructura clara y equilibrada para la microdosificación.

Al seguir este enfoque, los usuarios pueden maximizar los beneficios de la psilocibina mientras minimizan los riesgos de desarrollar tolerancia o experimentar efectos secundarios no deseados.

Además, la práctica de documentar los efectos y reflexionar durante los días de descanso fomenta un uso consciente y responsable de la microdosificación.

Protocolo del Microdosing Institute (MDI)

El protocolo del Microdosing Institute (MDI) es una alternativa al protocolo de Fadiman, diseñado para aquellos que buscan una frecuencia más consistente en sus días de microdosis.

A diferencia del enfoque de Fadiman, que sigue un ciclo de tres días, el protocolo MDI propone un ciclo de dos días, con microdosis día por medio.

Este enfoque ha demostrado ser especialmente útil para personas con objetivos médicos y psicológicos específicos, como el tratamiento de la depresión, la ansiedad social, los trastornos de atención o las jaquecas.

El protocolo MDI sigue un ciclo de dos días, que se repite durante un periodo de 4 a 8 semanas, seguido de una pausa de 2 a 4 semanas.

Día 1: Microdosis

Tomar la microdosis por la mañana, idealmente en ayunas, para maximizar la absorción y los efectos.

La dosis recomendada suele ser de 0,1 a 0,3 gramos de hongos secos con psilocibina, dependiendo de la sensibilidad individual y la concentración de la sustancia.

Día 2: Descanso

Este es un día de integración, en el que se observan y documentan los efectos residuales de la microdosis del día anterior.

Es un momento para reflexionar sobre los cambios en el estado de ánimo, la energía, la creatividad y otros aspectos.

Día 3: Microdosis

Se repite la microdosis por la mañana en ayunas.

Día 4: Descanso

Otro día de descanso, que permite al cuerpo y la mente reiniciarse antes de la siguiente microdosis.

Día 5: Microdosis

Se repite el ciclo, tomando otra microdosis por la mañana en ayunas.

Este ciclo de un día de microdosis seguido de un día de descanso se repite durante 4 a 8 semanas, dependiendo de los objetivos y la respuesta individual.

Después de completar este periodo, se recomienda tomar una pausa de 2 a 4 semanas antes de reiniciar el ciclo.

Beneficios del protocolo MDI

El protocolo MDI ofrece diversos beneficios, especialmente para aquellos con objetivos médicos y psicológicos específicos.

A diferencia del protocolo de Fadiman, donde los días de microdosis varían de una semana a otra, el protocolo MDI ofrece una frecuencia más regular, que para algunos puede ser más fácil de seguir.

La frecuencia de día por medio puede ayudar a mantener los efectos beneficiosos de la microdosificación de manera más constante, lo que es especialmente útil para tratar condiciones como la depresión o la ansiedad.

Los días de descanso permiten al usuario reflexionar sobre los efectos de la microdosis y aplicar los beneficios en su vida diaria, mientras que la frecuencia más alta de microdosis puede acelerar el proceso de integración.

Recomendaciones

Para quienes se inician en la microdosificación con el protocolo MDI, se recomienda seguir este enfoque durante 4 a 8 semanas antes de evaluar los resultados.

Este periodo permite al usuario familiarizarse con los efectos sutiles de la microdosis y determinar si este enfoque es el más adecuado para sus necesidades.

Es fundamental llevar un diario o registro durante todo el proceso. Anotar los cambios en el estado de ánimo, los niveles de energía, la creatividad, la productividad y cualquier otro efecto observado ayudarán a evaluar la eficacia del protocolo.

Si los efectos son demasiado sutiles o por el contrario, demasiado intensos, es posible ajustar la dosis en incrementos o decrementos pequeños (0,05 gramos) hasta encontrar la cantidad óptima.

Enfoque alternativo y efectivo

El protocolo del Microdosing Institute (MDI) es una excelente opción para aquellos que buscan una frecuencia más consistente en sus días de microdosis.

Este enfoque es especialmente útil para personas con objetivos médicos y psicológicos específicos, como el tratamiento de la depresión, la ansiedad social, los trastornos de atención o las jaquecas.

Al seguir este protocolo, los usuarios pueden maximizar los beneficios de la psilocibina mientras minimizan los riesgos de desarrollar tolerancia o experimentar efectos secundarios no deseados.

Microdosis de 2 días a la semana

Para aquellos que prefieren un esquema fijo en lugar de un ciclo que varía de una semana a otra, como ocurre con los protocolos de Fadiman y del Microdosing Institute (MDI), existe una alternativa más estructurada: la microdosificación de 2 días a la semana.

Este enfoque permite a los usuarios elegir dos días específicos de la semana para tomar su microdosis, manteniendo al menos un día de descanso entre cada dosis.

Este método es ideal para personas que buscan una rutina más predecible y fácil de seguir, especialmente si tienen horarios ocupados o prefieren planificar con anticipación.

Día 1: Microdosis (lunes)

Tomar la microdosis por la mañana, idealmente en ayunas, para maximizar la absorción y los efectos.

La dosis recomendada suele ser de 0,1 a 0,3 gramos de hongos secos con psilocibina, dependiendo de la sensibilidad individual y la concentración de la sustancia.

Día 2: Descanso

Este es un día de integración, en el que se observan y documentan los efectos residuales de la microdosis del día anterior.

Es un momento para reflexionar sobre los cambios en el estado de ánimo, la energía, la creatividad y otros aspectos.

Día 3: Descanso

Otro día de descanso, que permite al cuerpo y la mente reiniciarse antes de la siguiente microdosis.

Día 4: Microdosis

Se repite la microdosis por la mañana en ayunas.

Día 5: Descanso

Un día de descanso para continuar con la integración y la reflexión.

Día 6: Descanso

Otro día de descanso, que permite al cuerpo y la mente prepararse para la siguiente semana.

Día 7: Descanso (domingo)

Un día de descanso adicional antes de reiniciar el ciclo.

Beneficios del protocolo de 2 días a la semana

A diferencia de los protocolos de Fadiman y MDI, donde los días de microdosis varían de una semana a otra, este enfoque permite a los usuarios elegir dos días específicos de la semana para tomar su microdosis.

Esto facilita la planificación y la integración en la rutina diaria.

Al mantener un esquema fijo, los usuarios pueden experimentar una mayor consistencia en los efectos de la microdosificación, lo que puede ser especialmente útil para aquellos con horarios ocupados o que prefieren una rutina estructurada.

Los días de descanso permiten al usuario reflexionar sobre los efectos de la microdosis y aplicar los beneficios en su vida diaria, mientras que la frecuencia más baja de microdosis ayuda a evitar el desarrollo de tolerancia.

Recomendaciones

Para quienes se inician en la microdosificación con este protocolo, se recomienda seguir este enfoque durante 4 a 8 semanas antes de evaluar los resultados.

Este periodo permite al usuario familiarizarse con los efectos sutiles de la microdosis y determinar si este enfoque es el más adecuado para sus necesidades.

Es fundamental llevar un diario o registro durante todo el proceso. Anotar los cambios en el estado de ánimo, los niveles de energía, la creatividad, la productividad y cualquier otro efecto observado ayudará a evaluar la eficacia del protocolo.

Si los efectos son demasiado sutiles o, por el contrario, demasiado intensos, es posible ajustar la dosis en incrementos o decrementos pequeños (0,05 gramos) hasta encontrar la cantidad óptima.

Enfoque estructurado y flexible

El protocolo de microdosificación de 2 días a la semana es una excelente opción para aquellos que buscan un esquema fijo y predecible.

Este enfoque es especialmente útil para personas con horarios ocupados o que prefieren una rutina más estructurada.

Al seguir este protocolo, los usuarios pueden maximizar los beneficios de la psilocibina mientras minimizan los riesgos de desarrollar tolerancia o experimentar efectos secundarios no deseados.

Microdosis nocturna

Para aquellas personas que experimentan somnolencia o relajación al consumir hongos con psilocibina, el protocolo de microdosis nocturna ofrece una alternativa interesante.

Desarrollado por el Microdosing Institute, este enfoque propone tomar la microdosis 60 minutos antes de ir a dormir, aprovechando los efectos relajantes de la psilocibina para mejorar la calidad del sueño y despertar sintiéndose más renovados y lúcidos.

Este método puede aplicarse tanto al protocolo Fadiman como al protocolo MDI, con la única diferencia de que la microdosis se consume por la noche en lugar de por la mañana.

Día 1: Microdosis nocturna

Tomar la microdosis 60 minutos antes de ir a dormir. La dosis recomendada suele ser de 0,1 a 0,3 gramos de hongos secos, dependiendo de la sensibilidad individual y la concentración de la sustancia.

Este enfoque aprovecha los efectos relajantes de la psilocibina para promover un sueño reparador y sueños más vívidos.

Día 2: Descanso

Este es un día de integración, en el que se observan y documentan los efectos residuales de la microdosis nocturna.

Es un momento para reflexionar sobre la calidad del sueño, los sueños experimentados y el estado general al despertar.

Día 3: Descanso

Otro día de descanso, que permite al cuerpo y la mente reiniciarse antes de la siguiente microdosis.

Día 4: Microdosis nocturna

Se repite la microdosis 60 minutos antes de dormir.

Este ciclo se repite durante 4 a 8 semanas, dependiendo de los objetivos y la respuesta individual.

Después de completar este periodo, se recomienda tomar una pausa de 2 a 4 semanas antes de reiniciar el ciclo.

Beneficios del protocolo de microdosis nocturna

El protocolo de microdosis nocturna ofrece varios beneficios, especialmente para aquellos que experimentan somnolencia o buscan mejorar la calidad del sueño.

Al tomar la microdosis antes de dormir, se aprovechan los efectos relajantes de la psilocibina para promover un sueño más profundo y reparador.

Muchos usuarios reportan tener sueños más vívidos y memorables durante las noches en que consumen una microdosis.

Esto puede ser especialmente útil para quienes buscan explorar su subconsciente o mejorar su conexión emocional.

Los usuarios suelen despertarse sintiéndose más renovados y lúcidos, lo que puede mejorar el estado de ánimo y la productividad durante el día.

Este enfoque puede aplicarse tanto al protocolo de Fadiman como al protocolo MDI, lo que lo hace compatible con diferentes preferencias y objetivos.

Recomendaciones

Para quienes se inician en la microdosificación nocturna, se recomienda seguir este enfoque durante 4 a 8 semanas antes de evaluar los resultados.

Este periodo permite al usuario familiarizarse con los efectos sutiles de la microdosis y determinar si este enfoque es el más adecuado para sus necesidades.

Es fundamental llevar un diario o registro durante todo el proceso. Anotar la calidad del sueño, los sueños experimentados, el estado de ánimo al despertar y cualquier otro efecto observado ayudará a evaluar la eficacia del protocolo.

Si los efectos son demasiado sutiles o, por el contrario, demasiado intensos, es posible ajustar la dosis en incrementos o decrementos pequeños (0,05 gramos) hasta encontrar la cantidad óptima.

Enfoque relajante y reparador

El protocolo de microdosis nocturna es una excelente opción para aquellos que experimentan somnolencia con la psilocibina o buscan mejorar la calidad del sueño.

Al tomar la microdosis antes de dormir, los usuarios pueden aprovechar los efectos relajantes de la sustancia para promover un sueño más profundo y reparador, así como experimentar sueños más vívidos.

Este enfoque es compatible con los protocolos de Fadiman y MDI, lo que lo hace una alternativa flexible y efectiva para diferentes necesidades y objetivos.

1. Protocolo Fadiman nocturno

- Día 1: Microdosis nocturna
- Día 2: Descanso
- Día 3: Descanso
- Día 4: Microdosis nocturna
- Continuar durante 4 a 8 semanas
- Reiniciar luego de una pausa de 2 a 4 semanas

2. Protocolo MDI nocturno

- Día 1: Microdosis nocturna
- Día 2: Descanso
- Día 3: Microdosis nocturna
- Día 4: Descanso
- Día 5: Microdosis nocturna
- Continuar durante 4 a 8 semanas
- Reiniciar luego de una pausa de 2 a 4 semanas

Microdosis intuitiva

El protocolo de microdosis intuitiva es un enfoque más flexible y personalizado que se basa en la experiencia individual y la conexión con las necesidades del cuerpo y la mente.

A diferencia de los protocolos estructurados como el de Fadiman o el del Microdosing Institute (MDI), este método no sigue un calendario fijo, sino que se guía por la intuición y la sensibilidad del usuario.

Por lo general, las personas que adoptan este enfoque ya han completado varios ciclos de microdosificación con protocolos más rígidos y tienen una comprensión profunda de cómo responde su cuerpo a la psilocibina.

El protocolo de microdosis intuitiva no tiene una estructura fija, pero se basa en algunas pautas generales para garantizar un uso seguro y efectivo.

Consumo basado en la intuición

El usuario decide cuándo tomar una microdosis según cómo se siente en ese momento.

Esto puede ser en respuesta a situaciones específicas, como un día particularmente estresante, una necesidad de mayor creatividad o simplemente una sensación de que el cuerpo y la mente podrían beneficiarse de la sustancia.

La dosis recomendada sigue siendo de 0,1 a 0,3 gramos de hongos secos, dependiendo de la sensibilidad individual y la concentración de la sustancia.

Días de descanso

La única regla recomendada es dejar pasar al menos un día entre cada microdosis.

Esto ayuda a evitar el desarrollo de tolerancia y permite al cuerpo y la mente integrar los efectos de la sustancia.

Los días de descanso también son cruciales para reflexionar sobre los efectos de la microdosis y determinar si es necesario ajustar la frecuencia o la dosis.

Aunque este enfoque es más flexible, es recomendable llevar un diario o registro para documentar cuándo y por qué se tomó una microdosis, así como los efectos observados.

Esto puede ayudar a identificar patrones y ajustar el uso según las necesidades individuales.

Beneficios del protocolo de microdosis intuitiva

El protocolo de microdosis intuitiva ofrece varios beneficios clave, especialmente para aquellos con experiencia en la microdosificación.

Este enfoque permite a los usuarios adaptar la microdosificación a sus necesidades específicas en un momento dado, lo que lo hace ideal para personas con horarios variables o que buscan un enfoque más personalizado.

Al basarse en el autoconocimiento, este método fomenta una mayor conexión con el cuerpo y la mente, lo que puede mejorar la capacidad de identificar y responder a las necesidades emocionales y físicas.

Para algunas personas, seguir un protocolo estructurado puede volverse monótono o poco efectivo con el tiempo.

El enfoque intuitivo permite romper con la rutina y adaptar la microdosificación a las circunstancias cambiantes.

Recomendaciones

Para quienes se inician en la microdosificación intuitiva, se recomienda seguir algunas pautas básicas para garantizar un uso seguro y efectivo.

Este enfoque es más adecuado para personas que ya han completado varios ciclos de microdosificación con protocolos estructurados y tienen una comprensión clara de cómo responde su cuerpo a la psilocibina.

Aunque este enfoque es más flexible, es fundamental llevar un diario o registro para documentar cuándo y por qué se tomó una microdosis, así como los efectos observados.

Esto puede ayudar a identificar patrones y ajustar el uso según las necesidades individuales.

Es importante respetar la regla de dejar pasar al menos un día entre cada microdosis para evitar el desarrollo de tolerancia y permitir una integración adecuada de los efectos.

Enfoque personalizado y flexible

El protocolo de microdosis intuitiva es una excelente opción para aquellos que buscan un enfoque más personalizado y flexible en su práctica de microdosificación.

Este método es especialmente útil para personas con experiencia previa en la microdosificación, que tienen una comprensión profunda de cómo responde su cuerpo a la psilocibina y buscan adaptar su uso a las necesidades específicas del momento.

Al seguir este enfoque, los usuarios pueden maximizar los beneficios de la microdosificación mientras mantienen un uso consciente y responsable.

Protocolo en capas del Microdosing Institute

El protocolo en capas del Microdosing Institute es una variación avanzada del protocolo MDI que combina microdosis de psilocibina con hongos cordyceps y vitamina B12.

Los cordyceps son conocidos por sus propiedades estimulantes del sistema inmunológico y su capacidad para mejorar la circulación sanguínea y la producción de energía.

También pueden aumentar el rendimiento deportivo y la agudeza mental, lo que los convierte en un complemento ideal para la microdosificación.

La vitamina B12 es esencial para la producción de glóbulos rojos y el transporte de oxígeno en la sangre.

Esto puede mejorar los niveles de energía, reducir la fatiga y apoyar la función cerebral.

Este enfoque busca maximizar los beneficios de la microdosificación al añadir sustancias que potencian la energía, la concentración, la motivación y el rendimiento físico y mental.

La combinación de estos elementos crea una sinergia que puede ser especialmente útil para personas que buscan mejorar su creatividad, productividad y bienestar general.

El protocolo en capas sigue un ciclo de dos días, similar al protocolo MDI, que se repite durante 4 a 8 semanas, seguido de una pausa de 2 a 4 semanas.

Día 1: Microdosis

Tomar una microdosis que combina 0,2 g de hongos secos con psilocibina, 400 mg de hongos cordyceps y 1000 mcg de vitamina B12.

Esta combinación se toma por la mañana, idealmente en ayunas, para maximizar la absorción y los efectos.

Día 2: Descanso

Este es un día de integración, en el que se observan y documentan los efectos residuales de la microdosis del día anterior.

Es un momento para reflexionar sobre los cambios en el estado de ánimo, la energía, la creatividad y otros aspectos.

Día 3: Microdosis

Se repite la microdosis con la misma combinación de psilocibina, cordyceps y vitamina B12.

Día 4: Descanso

Otro día de descanso, que permite al cuerpo y la mente reiniciarse antes de la siguiente microdosis.

Día 5: Microdosis

Se repite el ciclo, tomando otra microdosis con la combinación de psilocibina, cordyceps y vitamina B12.

Beneficios del protocolo en capas MDI

El protocolo en capas ofrece varios beneficios clave, especialmente para aquellos que buscan maximizar su energía, concentración y creatividad.

Los efectos sinérgicos de estos componentes pueden potenciar la capacidad de enfoque y concentración, lo que resulta ideal para tareas que requieren atención sostenida.

Los cordyceps y la vitamina B12 refuerzan el sistema inmunológico, lo que puede ayudar al cuerpo a lidiar mejor con el estrés y las demandas físicas y mentales.

La psilocibina promueve la creatividad y el bienestar emocional, mientras que los otros componentes apoyan la energía y la claridad mental necesarias para aprovechar estos beneficios.

Recomendaciones

Para quienes se inician en el protocolo en capas, se recomienda seguir este enfoque durante 4 a 8 semanas antes de evaluar los resultados.

Este periodo permite al usuario familiarizarse con los efectos sutiles de la combinación y determinar si este enfoque es el más adecuado para sus necesidades.

Es fundamental llevar un diario o registro durante todo el proceso. Anotar los cambios en el estado de ánimo, los niveles de energía, la creatividad, la productividad y cualquier otro efecto observado ayudará a evaluar la eficacia del protocolo.

Si los efectos son demasiado sutiles o, por el contrario, demasiado intensos, es posible ajustar la dosis de psilocibina en incrementos o decrementos pequeños (0,05 gramos) hasta encontrar la cantidad óptima.

Enfoque sinérgico y potente

El protocolo en capas del Microdosing Institute es una excelente opción para aquellos que buscan maximizar los beneficios de la microdosificación al combinar la psilocibina con hongos cordyceps y vitamina B12.

Este enfoque sinérgico no solo mejora la energía, la concentración y la creatividad, sino que también apoya el sistema inmunológico y el bienestar general.

Al seguir este protocolo, los usuarios pueden experimentar una mejora significativa en su calidad de vida, mientras mantienen un uso consciente y responsable.

Protocolo en capas de Paul Stamets

El protocolo en capas de Paul Stamets, también conocido como protocolo de apilamiento de Stamets, es un enfoque de microdosificación que combina hongos con psilocibina, hongo melena de león (Hericium erinaceus) y niacina (vitamina B3).

Este método fue desarrollado por Paul Stamets, un reconocido micólogo y experto en hongos, con el objetivo de crear una sinergia entre los beneficios individuales de cada componente.

Stamets cree que esta combinación no solo promueve la neurogénesis (crecimiento de nuevas neuronas), sino que también ayuda a reparar las vías neuronales existentes, mejorando la salud cerebral y el bienestar general.

El protocolo en capas de Stamets sigue un ciclo de cuatro días de microdosis consecutivas seguidas de tres días de descanso.

Este ciclo se repite durante 30 días, seguido de una pausa de 2 a 4 semanas antes de reiniciar.

Día 1 a 4: Microdosis consecutivas

Tomar una microdosis que combina 0,1 a 0,2 gramos de hongos secos con psilocibina, 500 a 1000 mg de extracto de melena de león en polvo y 50 a 200 mg de niacina "flush" (una forma de niacina que causa un ligero enrojecimiento de la piel, lo que indica una mayor biodisponibilidad).

Esta combinación se toma por la mañana, idealmente en ayunas, para maximizar la absorción y los efectos.

Día 5 a 7: Descanso

Este es un periodo de integración, en el que se observan y documentan los efectos residuales de la microdosis.

Es un momento para reflexionar sobre los cambios en el estado de ánimo, la energía, la creatividad y otros aspectos.

Día 8: Reinicio del ciclo

Después de los tres días de descanso, se reinicia el ciclo con cuatro días consecutivos de microdosis.

Este ciclo se repite durante 30 días, seguido de una pausa de 2 a 4 semanas antes de reiniciar.

Beneficios del protocolo en capas Stamets

El protocolo en capas de Stamets ofrece varios beneficios, especialmente para aquellos que buscan mejorar la salud cerebral, la energía y el bienestar general.

La psilocibina en microdosis puede mejorar el estado de ánimo y reducir los síntomas de ansiedad y depresión.

La combinación de psilocibina y melena de león promueve el crecimiento de nuevas neuronas y la reparación de las vías neuronales existentes, lo que puede mejorar la memoria, el aprendizaje y la resiliencia al estrés.

El hongo melena de león y el niacina apoyan la salud del sistema nervioso, promoviendo la regeneración de tejidos y la función cognitiva.

Recomendaciones

Para quienes se inician en el protocolo en capas de Stamets, se recomienda seguir este enfoque durante 30 días antes de evaluar los resultados.

Este periodo permite al usuario familiarizarse con los efectos sutiles de la combinación y determinar si este enfoque es el más adecuado para sus necesidades.

Es fundamental llevar un diario o registro durante todo el proceso. Anotar los cambios en el estado de ánimo, los niveles de energía, la creatividad, la productividad y cualquier otro efecto observado ayudará a evaluar la eficacia del protocolo.

Si los efectos son demasiado sutiles o por el contrario, demasiado intensos, es posible ajustar la dosis de psilocibina en incrementos o decrementos pequeños (0,05 gramos) hasta encontrar la cantidad óptima.

Enfoque innovador y salud cerebral

El protocolo en capas de Paul Stamets es una innovadora combinación de psilocibina, hongo melena de león y niacina que busca maximizar los beneficios de la microdosificación para la salud cerebral y el bienestar general.

Este enfoque no solo promueve la neurogénesis y la neuroplasticidad, sino que también mejora la energía, la claridad mental y el bienestar emocional.

Al seguir este protocolo, los usuarios pueden experimentar una mejora significativa en su rendimiento físico y mental, mientras mantienen un uso consciente y responsable.

¿Qué es el rubor de niacina?

El efecto secundario más famoso del niacina es el denominado "rubor de niacina" (niacin flush), muy común en aquellas personas que recién empiezan a consumir esta vitamina, razón por la cual se han desarrollado versiones "flush free" que permiten una liberación lenta y prolongada de la molécula, eliminando los efectos secundarios.

En la práctica, el niacina estimula la expansión de los vasos capilares (vasodilatación), permitiendo que la sangre fluya con mayor facilidad hasta la superficie de la piel, provocando enrojecimiento, picazón o sensación de ardor, efectos secundarios que pueden ser incómodos, pero son inofensivos y por lo general solo se extienden por un máximo de 60 minutos.

La buena noticia es que tras pocas semanas el cuerpo desarrolla una tolerancia a estos efectos secundarios, por lo que se recomienda comenzar con una dosis de 50 mg e incrementar paulatinamente hasta alcanzar los 200 mg.

La importancia, entonces, de utilizar niacina con efecto flush, sugiere Stamets, es un factor directo en la estimulación de los nervios periféricos del sistema nervioso y como consecuencia, un componente crítico del protocolo.

Por último, nunca consumas más de 500 mg de niacina por día y siempre consulta a tu médico por posibles contraindicaciones.

Sin embargo, en el contexto de la microdosis, donde las concentraciones de compuestos secundarios son extremadamente bajas, este efecto probablemente es intrascendente.

VII. Tu primer viaje con hongos

Si, además de la microdosis, estás considerando consumir por primera vez hongos con psilocibina en una dosis completa de viaje, es fundamental que leas y tengas en cuenta las siguientes recomendaciones.

Estos consejos básicos han sido diseñados para ayudarte a crear una experiencia satisfactoria, segura y libre de sobresaltos, permitiéndote aprovechar al máximo el potencial transformador de los psicodélicos.

Un primer viaje con hongos psicodélicos puede ser una experiencia profundamente significativa y reveladora, pero requiere preparación, intención clara y un enfoque responsable.

La psilocibina tiene la capacidad de amplificar emociones, pensamientos y percepciones, por lo que es crucial abordar la experiencia con respeto y cuidado.

Esto incluye elegir un entorno adecuado, contar con un acompañante de confianza y estar mentalmente preparado para enfrentar tanto los aspectos luminosos como los desafiantes de la experiencia.

Set & Setting

El concepto de "Set & Setting", acuñado por el psicólogo estadounidense Timothy Leary en 1964, es fundamental para cualquier experiencia psicodélica.

Este término se refiere a dos factores clave que debes considerar antes de consumir hongos: tu mentalidad (set) y tu entorno (setting).

Ambos elementos son esenciales para garantizar una experiencia segura, significativa y transformadora.

Set (mentalidad)

El "set" se refiere a tu estado mental y emocional antes y durante la experiencia.

Es crucial que te encuentres en un estado de ánimo positivo, relajado y abierto a lo que pueda surgir.

Si te sientes ansioso, estresado o inseguro, es mejor posponer el viaje hasta que estés en un mejor estado mental.

La psilocibina tiene la capacidad de amplificar emociones y pensamientos, por lo que abordar la experiencia con una actitud de aceptación y curiosidad es clave para evitar resistencias o malas experiencias.

Tus expectativas también juegan un papel importante. Es normal sentir curiosidad o incluso un poco de nerviosismo, pero es fundamental evitar expectativas rígidas o ideas preconcebidas sobre cómo "debería" ser la experiencia.

En su lugar, enfócate en fluir con la experiencia y permitir que se desarrolle de manera natural.

Setting (entorno)

El "setting" se refiere al entorno físico y social en el que consumes los hongos.

Debe ser un lugar seguro, familiar y cómodo, donde te sientas relajado y protegido.

Un ambiente hogareño, con luces suaves, música relajante y pocas distracciones, es ideal para una primera experiencia.

Puedes preparar el espacio con cojines, mantas y objetos que te hagan sentir tranquilo, como velas o incienso.

Es importante evitar lugares públicos o entornos caóticos, ya que podrían generar ansiedad o incomodidad durante el viaje.

Estudia e investiga

Los hongos con psilocibina tienen la capacidad de estimular emociones y pensamientos tanto conscientes como subconscientes, activando conexiones neuronales que normalmente no están activas.

Este proceso puede llevar a experiencias profundamente transformadoras, pero también requiere un enfoque responsable y bien informado.

Por eso, es fundamental que te sientas cómodo e informado antes de consumirlos.

Aprende sobre los efectos de la psilocibina, las dosis recomendadas y las posibles reacciones.

Esto no solo te ayudará a tener expectativas realistas, sino que también te permitirá manejar mejor la experiencia, especialmente si es tu primera vez.

Durante el viaje, es posible que experimentes emociones intensas, desde felicidad y euforia hasta introspección profunda.

Es importante recordar que estas emociones provienen de tu propia mente, por lo que mantener una actitud positiva y de aceptación es clave para evitar experiencias desagradables.

La psilocibina actúa como un amplificador de tus pensamientos y emociones, por lo que un estado mental tranquilo y abierto puede marcar la diferencia entre una experiencia enriquecedora y una abrumadora.

Esto significa que debes sentirte bien con la idea de consumirlos.

Estar cómodo e informado no solo te preparará para lo que pueda surgir, sino que también hará que la experiencia sea mucho más significativa y menos propensa a generar ansiedad o miedo.

Sentirse feliz, eufórico, risueño o incluso etéreo son algunas de las posibilidades, pero nunca debes olvidar que todos estos sentimientos provienen de tu propia mente.

Afrontarlos con una actitud negativa o resistente podría llevar a desarrollar experiencias poco agradables, conocidas comúnmente como "mal viaje".

Además, es crucial considerar tu historial de salud mental. Si tienes antecedentes de enfermedades mentales, como esquizofrenia o trastornos psicóticos, es altamente recomendable evitar el consumo de psicodélicos.

La psilocibina puede amplificar emociones negativas y en personas predispuestas, desencadenar episodios psicóticos o empeorar condiciones preexistentes.

En estos casos, es mejor buscar alternativas terapéuticas supervisadas por profesionales de la salud.

Prepara tu entorno

La percepción del mundo que te rodea puede cambiar radicalmente durante un viaje con hongos, por lo que es fundamental que el entorno sea seguro y familiar. Elige un espacio donde te sientas cómodo y protegido, como tu casa o un lugar tranquilo en la naturaleza.

Asegúrate de que no haya distracciones o interrupciones que puedan alterar tu estado mental.

Un entorno controlado te permitirá sumergirte en la experiencia sin preocupaciones externas.

No es recomendable estar en lugares concurridos o desconocidos durante el viaje, ya que podrías sentirte abrumado o inseguro.

La psilocibina puede intensificar tus percepciones, lo que significa que los estímulos externos, como ruidos fuertes, multitudes o ambientes caóticos, pueden resultar abrumadores e incluso generar ansiedad.

Organiza el ambiente con cojines, mantas y música relajante. Crea un "nido" cómodo donde te sientas seguro y relajado.

Este espacio no solo te brindará comodidad física, sino que también te ayudará a mantener un estado emocional estable.

La música es especialmente importante, ya que puede guiar la experiencia y ayudarte a mantener un estado emocional positivo.

Opta por melodías suaves, instrumentales o ambientales que no tengan letras que puedan distraerte o influir en tus pensamientos.

Algunas personas encuentran que la música clásica, los sonidos de la naturaleza o las listas de reproducción diseñadas específicamente para viajes psicodélicos son particularmente efectivas.

¿Qué dosis consumir?

La dosis es un factor crucial para una experiencia positiva de hongos con psilocibina.

Elegir la cantidad adecuada no solo te permitirá disfrutar de los efectos de manera segura, sino que también te ayudará a evitar sensaciones abrumadoras o desagradables.

Los hongos frescos contienen aproximadamente un 90% de agua, lo que significa que necesitarías consumir 10 veces más en peso que los hongos secos para obtener la misma cantidad de psilocibina.

Por ejemplo, si una dosis moderada de hongos secos es de 2 gramos, necesitarías alrededor de 20 gramos de hongos frescos para lograr un efecto similar.

Sin embargo, consumir una gran cantidad de hongos frescos puede ser abrumador para el estómago, ya que su alto contenido de agua y fibra puede causar molestias digestivas.

Para una primera experiencia, se recomienda no consumir más de 1 gramo de hongos secos.

Esta cantidad te permitirá familiarizarte con los efectos sin abrumarte, ofreciendo una introducción suave a las sensaciones y emociones que pueden surgir.

A partir de ahí, puedes ajustar la dosis en futuras experiencias, dependiendo de tus objetivos y nivel de comodidad.

Los hongos contienen múltiples compuestos psicoactivos que interactúan entre sí, creando lo que se conoce como efecto séquito.

Este fenómeno significa que la experiencia no solo depende de la psilocibina, sino también de otros alcaloides y terpenos presentes en los hongos.

Estos compuestos trabajan en sinergia, potenciando y modulando los efectos de la psilocibina, lo que da como resultado una experiencia más compleja y enriquecida que la que se obtendría con la psilocibina aislada.

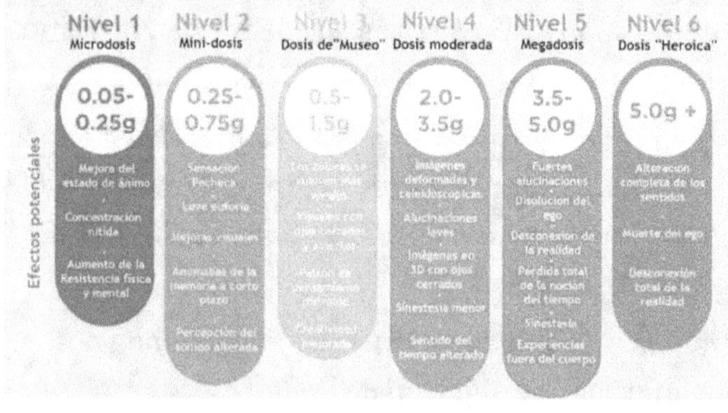

Babysitter

Especialmente si nunca has consumido psilocibina, se considera fundamental contar con un cuidador (también conocido como babysitter).

Esta debe ser una persona de confianza, con quien te sientas cómodo y seguro, que preferiblemente tenga experiencia previa con sustancias psicodélicas.

Su rol es acompañarte durante el viaje y mantenerse sobrio para brindarte apoyo emocional, tranquilizarte si es necesario y evitar que tomes decisiones impulsivas o riesgosas.

Este consejo no aplica solo a principiantes. Incluso usuarios experimentados suelen preferir tener un acompañante durante sus viajes psicodélicos, ya que la presencia de alguien sobrio puede marcar la diferencia entre una experiencia positiva y una abrumadora.

Si durante el consumo de hongos psicodélicos sientes que estás teniendo un "mal viaje", es crucial que mantengas la calma y no te desesperes.

Aunque las emociones intensas pueden ser abrumadoras, es importante recordar que tú tienes el control sobre el flujo de tus pensamientos.

Con práctica, puedes aprender a redirigir tu mente hacia ideas más positivas o reconfortantes.

Debes entender que, aunque las emociones se verán muy potenciadas (tanto las buenas como las malas), eres tú quien decide cómo responder a ellas.

Si te sientes ansioso o asustado, tu cuidador estará ahí para recordarte que estás en un lugar seguro, que lo que estás experimentando es temporal y que todo es parte del proceso.

Su presencia y palabras tranquilizadoras pueden ayudarte a superar el miedo y recuperar la sensación de control.

El cuidador no solo está ahí para intervenir en caso de emergencia, sino también para crear un ambiente seguro, brindar apoyo emocional y guiarte suavemente si es necesario.

Debe asegurarse de que el entorno sea cómodo y libre de estímulos negativos, escucharte sin juzgar y ayudarte a procesar lo que estás sintiendo. Si te sientes perdido o confundido, puede sugerir actividades relajantes, como escuchar música o cambiar de ambiente.

Su serenidad puede ser contagiosa, ayudándote a recuperar la tranquilidad si las cosas se complican.

Alimentación

Para permitir que la psilocibina se metabolice en tu cuerpo de manera óptima, es recomendable mantener un ayuno de al menos 3 horas antes de consumir hongos mágicos.

Este ayuno no solo te ayudará a aprovechar al máximo los efectos de la psilocibina, sino que también reducirá las posibilidades de sentir náuseas o molestias gastrointestinales durante la fase inicial del viaje.

Cuando consumes hongos con el estómago vacío, la psilocibina se absorbe más rápidamente y de manera más eficiente, lo que puede resultar en una experiencia más intensa y coherente.

Por otro lado, si consumes hongos con el estómago lleno, la digestión puede retrasar la absorción de la psilocibina, diluyendo sus efectos y aumentando la probabilidad de malestar estomacal.

Al evitar alimentos pesados o difíciles de digerir antes del viaje, reduces el riesgo de náuseas o hinchazón, lo que te permitirá enfocarte en la experiencia sin distracciones físicas.

Suministros

Un viaje con hongos mágicos puede durar varias horas, por lo que es importante asegurarte de tener a mano alimentos y bebidas que te mantengan hidratado y con energía durante todo el proceso.

Si es tu primera vez, es especialmente recomendable evitar exponerte en lugares públicos, por lo que preparar tu espacio con anticipación es clave.

Asegúrate de tener tu refrigerador bien abastecido antes de comenzar.

Lo ideal es contar con suficientes líquidos, como agua, zumos de frutas naturales o incluso refrescos azucarados, que pueden ayudarte a mantener los niveles de energía y evitar la deshidratación.

Además, tener a mano snacks ligeros y fáciles de digerir es una excelente idea.

Los frutos secos, como almendras, nueces o pasas, son una opción ideal porque son ricos en nutrientes y fáciles de consumir.

También puedes incluir frutas frescas, como uvas, fresas o moras, que no solo son refrescantes, sino que también aportan vitaminas y minerales.

Si prefieres algo salado, los snacks suaves, como papas o galletas, pueden ayudar a equilibrar los niveles de azúcar en la sangre y proporcionar una sensación de saciedad.

Estos suministros no solo te ayudarán a mantenerte físicamente cómodo, sino que también pueden servir como un ancla reconfortante si en algún momento te sientes abrumado.

Tener alimentos y bebidas a mano te permitirá enfocarte en la experiencia sin preocuparte por necesidades básicas como la sed o el hambre.

Otras drogas

No hay que confundirse, los hongos mágicos son diferentes a cualquier otra sustancia que hayas probado antes.

Su efecto es único y puede ser impredecible, por lo que no es recomendable combinarlos con otras drogas.

La psilocibina, el compuesto activo de estos hongos, tiende a producir efectos alucinatorios con mucha más frecuencia que otras sustancias.

Estos efectos, entendidos como percepciones sin un estímulo físico externo, pueden ser intensos y abrumadores, especialmente si se mezclan con otras sustancias que alteren tu estado mental.

Aunque algunos usuarios experimentados suelen consumir cannabis en la fase final del viaje para extender o intensificar los efectos; esta práctica no está exenta de riesgos.

El cannabis puede potenciar la intensidad de la experiencia, lo que puede ser abrumador para quienes no están familiarizados con sus efectos combinados.

Por otro lado, el consumo de alcohol está definitivamente desaconsejado.

El alcohol actúa como un depresor del sistema nervioso central, lo que puede interferir con los efectos de la psilocibina y aumentar el riesgo de malestar físico o emocional.

Además, la combinación de ambas sustancias puede generar confusión, desorientación y una experiencia poco placentera.

Riesgos de adicción

Está demostrado que los hongos contienen sustancias psicoactivas que no son adictivas.

De hecho, si los consumes frecuentemente, se produce un efecto donde el umbral de tolerancia a la psilocibina comienza a aumentar y como consecuencia, los efectos de consumir la misma dosis comienzan a disminuir.

Lo que sí debes saber es que los hongos psicodélicos actúan como un amplificador de tus emociones conscientes y subconscientes, por lo que aquellas personas con antecedentes de enfermedades mentales deberían evitar su consumo.

Es sabido igualmente que la psilocibina puede desencadenar episodios psicóticos; entonces, es aconsejable intentar conocer el historial de salud mental de tu familia y evitar consumirlos si existen antecedentes de esquizofrenia u otras enfermedades mentales.

¿Qué esperar de tu primer viaje?

Para concluir, siempre es bueno tener al menos una idea básica sobre lo que puedes esperar de tu primer viaje con hongos mágicos.

Esto te dará algunas herramientas para manejarlo de mejor forma, aunque es bien sabido que el efecto es diferente en cada persona e incluso puede variar en cada viaje.

Debes asimilar la idea de que tus sentidos se verán amplificados.

Es probable que sientas un aumento de energía, que tu visión se agudice y que, dependiendo de la dosis, incluso experimentes sinestesia, un fenómeno en el que los sentidos se mezclan, permitiéndote, por ejemplo, sentir que tocas los sonidos con tus manos al escuchar música.

Además, podrías llegar a percibir que el mundo a tu alrededor comienza a deformarse y vibrar, creando figuras que parecen cobrar vida.

Las sensaciones de profunda felicidad, euforia o ataques de risa son muy normales, al igual que las alucinaciones y los patrones visuales que aparecen al cerrar los ojos.

Incluso la apariencia de tu piel puede tornarse visualmente un poco extraña, por lo que mirarte al espejo es algo que podría asustarte o maravillarte en igual medida.

Considera que siempre será una buena idea recostarte en un lugar cómodo, cerrar los ojos y dejarte llevar hacia un viaje de introspección mental.

En dosis altas, incluso podrías llegar a experimentar lo que se conoce como "disolución del ego", un estado en el que las conexiones neuronales responsables del sentido de identidad y la percepción de la realidad se apagan temporalmente.

Este fenómeno puede llevarte a desarrollar una profunda sensación de unidad con todo lo que te rodea, sintiéndote conectado con el universo de una manera que trasciende tu individualidad.

VIII. Psilocibina y antidepresivos

La interacción entre psilocibina y antidepresivos es un tema de creciente interés en la comunidad médica y científica.

A medida que la psilocibina gana reconocimiento por su potencial terapéutico en el tratamiento de la depresión y otros trastornos de salud mental, resulta fundamental comprender su interacción con los tratamientos farmacológicos convencionales.

Muchos pacientes que exploran alternativas terapéuticas ya se encuentran bajo tratamiento con antidepresivos, ya sean inhibidores selectivos de la recaptación de serotonina (ISRS), inhibidores de la recaptación de serotonina y norepinefrina (IRSN), antidepresivos tricíclicos (ATC) o inhibidores de la monoaminooxidasa (IMAO).

La combinación de psilocibina con estos fármacos plantea implicaciones significativas en términos de eficacia y seguridad, lo que exige un análisis detallado sobre sus mecanismos e interacciones.

Mecanismos de acción

La psilocibina actúa como un agonista parcial de los receptores serotoninérgicos 5-HT2A, lo que significa que los activa con menor intensidad que la serotonina endógena.

Este mecanismo explica tanto sus efectos psicodélicos como sus posibles propiedades antidepresivas.

Es por esto que a diferencia de los ISRS e IRSN -que incrementan los niveles de serotonina en la hendidura sináptica al inhibir su recaptación-, la psilocibina no modifica directamente la disponibilidad de este neurotransmisor.

Por su parte, los ATC, además de la serotonina, afectan también la recaptación de norepinefrina.

Los IMAO, finalmente, inhiben la enzima monoaminooxidasa, elevando al mismo tiempo los niveles de serotonina, norepinefrina y dopamina.

Síndrome serotoninérgico

Según la Clínica Mayo, el síndrome serotoninérgico es una reacción adversa grave causada por la acumulación excesiva de serotonina en el organismo.

Este cuadro puede desencadenarse por la combinación de fármacos o sustancias que potencian la actividad serotoninérgica, como antidepresivos, analgésicos (p. ej., tramadol), suplementos (triptófano) o drogas psicoactivas como el MDMA.

Los síntomas varían desde manifestaciones leves (agitación, temblores, diarrea) hasta complicaciones graves (rigidez muscular, hipertermia, convulsiones o coma).

En casos extremos, puede ser fatal si no se interviene de inmediato.

En este punto, la combinación de psilocibina y antidepresivos IMAO es particularmente preocupante, ya que estos aumentan significativamente los niveles de serotonina y pueden potenciar considerablemente sus efectos.

Es por esto que los pacientes que toman múltiples medicamentos que afectan a los niveles de serotonina son los que presentan un mayor riesgo de desarrollar esta complicación.

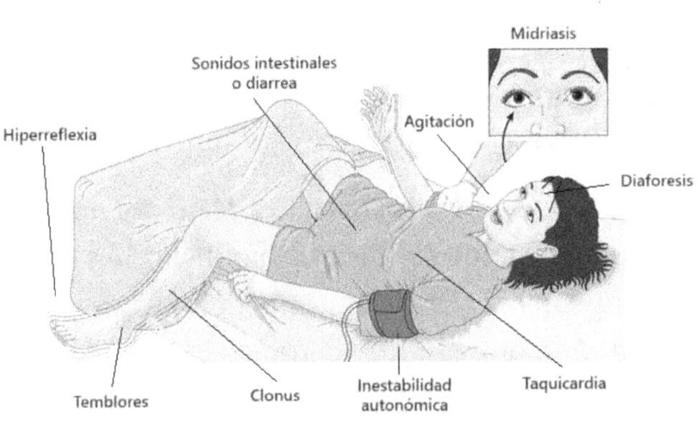

Síntomas de síndrome serotoninérgico

Interacciones generales

Algunos estudios sugieren que los ISRS podrían reducir los efectos psicodélicos de la psilocibina, probablemente debido a la regulación a la baja de los receptores 5-HT2A inducida por su uso continuado.

Esta "downregulation" -documentada en modelos preclínicos- plantea una posible disminución de la eficacia terapéutica de la psilocibina en pacientes bajo tratamiento con estos fármacos, aunque se requieren más estudios clínicos para confirmarlo.

Los antidepresivos tricíclicos (ATC) presentan un perfil de efectos secundarios más amplio y un mayor potencial de interacciones farmacológicas en comparación con los ISRS/IRSN.

Aunque la evidencia clínica es aún limitada, su combinación con psilocibina podría incrementar el riesgo de efectos adversos (taquicardia, fluctuaciones en la presión arterial o sedación exacerbada), dada su acción simultánea sobre múltiples sistemas de neurotransmisores.

Entre todos los antidepresivos, los IMAO son los más preocupantes, ya que su mecanismo de acción no solo eleva los niveles de serotonina, norepinefrina y dopamina, sino que también bloquea la metabolización de la psilocibina, prolongando y potenciando sus efectos.

Esta sinergia incrementa drásticamente el riesgo de síndrome serotoninérgico, incluso en dosis moderadas de psilocibina.

Consideraciones clínicas

Cada caso debe evaluarse de manera individual, considerando el historial médico, el tipo y la dosis del antidepresivo prescrito, así como la duración del tratamiento.

Antes de considerar el uso de psilocibina, es fundamental una consulta detallada con un médico o psiquiatra.

En algunos casos, podría ser necesario descontinuar los antidepresivos antes de su uso, pero siempre bajo estricta supervisión médica.

La suspensión abrupta de ISRS o IRSN puede provocar síntomas de abstinencia y agravar la depresión.

Si se decide combinar psilocibina con antidepresivos, es crucial un monitoreo riguroso para detectar cualquier signo de síndrome serotoninérgico o efectos adversos.

Además, los pacientes deben recibir información clara sobre los riesgos y los síntomas a los que deben estar atentos.

Estudios científicos actualizados

La investigación sobre la psilocibina y su interacción con antidepresivos ha avanzado considerablemente en los últimos años, consolidándola como una opción terapéutica prometedora para trastornos como la depresión mayor y la depresión resistente al tratamiento.

La evidencia más reciente respalda su eficacia no solo en la reducción de síntomas depresivos, sino también en la mejora del bienestar psicológico y social.

Sin embargo, aún es fundamental profundizar en el estudio de sus interacciones con antidepresivos y sus efectos a largo plazo para garantizar un uso seguro y efectivo en la práctica clínica.

Revisemos a continuación algunos de los estudios más relevantes con respecto a este tema en los últimos años.

1. Journal of Psychopharmacology (2021): "Attenuation of psychedelic effects in patients on SSRIs"

Este estudio fue pionero en analizar la interacción entre la psilocibina y los antidepresivos inhibidores selectivos de la recaptación de serotonina (ISRS).

Los investigadores observaron que los pacientes en tratamiento con ISRS experimentaban efectos psicodélicos atenuados tras el consumo de psilocibina.

Este fenómeno se atribuyó a la regulación a la baja de los receptores 5-HT2A, un efecto común del uso prolongado de ISRS.

No obstante, el estudio no fue concluyente en cuanto a la seguridad o eficacia terapéutica de esta combinación, resaltando la necesidad de investigaciones controladas adicionales.

2. Becker et al. (2022): "Safety and efficacy of psilocybin in patients on SSRIs"

Este ensayo clínico aleatorizado y controlado con placebo evaluó la combinación de psilocibina con un ISRS en pacientes con depresión resistente al tratamiento.

Los resultados indicaron que la administración conjunta no redujo significativamente los efectos psicodélicos de la psilocibina, lo que sugiere que esta combinación podría ser segura y efectiva en ciertos contextos.

Sin embargo, los investigadores advirtieron que estos hallazgos son preliminares y que se requieren estudios más amplios para confirmar su seguridad a largo plazo.

3. Mind Foundation (2023): "Psilocybin and antidepressants: A comprehensive review"

La *Mind Foundation*, una organización líder en la investigación de psicodélicos, publicó en 2023 un informe que revisó la evidencia disponible sobre la interacción entre psilocibina y antidepresivos.

El informe destacó que, si bien algunos estudios previos y reportes anecdóticos sugerían que los ISRS podían atenuar los efectos subjetivos de los psicodélicos, los datos actuales indican que esta interacción varía según el individuo y el contexto clínico.

Asimismo, se enfatizó la importancia de considerar factores como la dosis, la duración del tratamiento con ISRS y la sensibilidad individual del paciente al evaluar esta combinación.

4. Chacruna Institute (2023): "Risk of serotonin syndrome with psilocybin and SSRIs"

El *Chacruna Institute*, una de las principales organizaciones dedicadas a la investigación de sustancias psicodélicas, publicó en 2023 un análisis sobre el riesgo de síndrome serotoninérgico al combinar psilocibina con ISRS.

Según el informe, no se han documentado casos confirmados de esta complicación en pacientes que combinan ambas sustancias.

No obstante, advirtió sobre el riesgo teórico debido a la acumulación de serotonina en el sistema nervioso central, especialmente en personas que toman múltiples fármacos que afecten estos niveles.

5. Frontiers in Psychiatry (2023): "Psilocybin for treatment-resistant depression"

Un metaanálisis publicado en *Frontiers in Psychiatry* en 2023 revisó los estudios clínicos disponibles sobre psilocibina en pacientes con depresión resistente al tratamiento.

Los resultados destacaron su potencial terapéutico incluso en personas que continuaban el tratamiento con ISRS.

Sin embargo, el análisis también señaló que la mayoría de los estudios fueron realizados en base a muestras pequeñas y diseños heterogéneos, lo que limitaba la generalización de los hallazgos.

Los autores concluyeron que se requieren ensayos clínicos más amplios y controlados para establecer pautas terapéuticas claras.

6. Neuropsychopharmacology (2023): "Individual variability in psilocybin response among SSRI users"

Este estudio observacional, publicado en *Neuropsychopharmacology* en 2023, analizó la interacción entre psilocibina y antidepresivos en pacientes con trastorno depresivo mayor.

Se encontró que la respuesta a la psilocibina variaba significativamente según factores como la dosis, la duración del tratamiento con ISRS y la sensibilidad individual del paciente.

En particular, aquellos pacientes con tratamientos prolongados de ISRS mostraron una mayor reducción de los efectos psicodélicos, lo que sugiere que la regulación a la baja de los receptores 5-HT2A desempeña un papel clave en esta interacción.

7. The Lancet eClinicalMedicine (2024): "Long-term comparison of psilocybin vs. escitalopram for major depressive disorder"

Un ensayo clínico aleatorizado publicado en *The Lancet eClinicalMedicine* en septiembre de 2024 comparó los efectos de la psilocibina con el escitalopram en pacientes con trastorno depresivo mayor.

Tras seis meses de seguimiento, los resultados mostraron que quienes recibieron psilocibina experimentaron una reducción significativa de los síntomas depresivos y mejoras en su bienestar general.

Estos hallazgos sugieren que la psilocibina podría ser superior al escitalopram en términos de eficacia y sostenibilidad de los efectos.

8. The BMJ (2024): "High-dose psilocybin vs. escitalopram for depression"

Una revisión sistemática publicada en *The BMJ* en octubre de 2024 analizó los efectos de dosis altas de psilocibina en comparación con el escitalopram.

Se encontró que ambos tratamientos lograban reducir los síntomas depresivos de manera similar, aunque el tamaño de la muestra era pequeño.

Sin embargo, los investigadores destacaron que la psilocibina podría ser una opción viable para pacientes con depresión resistente al tratamiento, especialmente cuando se combina con terapia psicológica.

9. JAMA Psychiatry (2024): "Sustained antidepressant effects of psilocybin therapy"

Un ensayo clínico doble ciego publicado en *JAMA Psychiatry* en 2024 evaluó la eficacia de la psilocibina en la reducción de síntomas depresivos.

Los resultados indicaron que sus efectos antidepresivos se mantenían de forma sostenida hasta seis meses después del tratamiento.

El estudio subrayó la importancia de combinar la psilocibina con terapia psicológica para potenciar sus beneficios a largo plazo.

10. Nature Mental Health (2024): "Psilocybin for treatment-resistant depression"

Publicado en *Nature Mental Health* en 2024, este estudio exploró el uso de psilocibina en pacientes con depresión resistente al tratamiento.

Los resultados mostraron que la psilocibina fue eficaz para reducir síntomas depresivos en personas que no habían respondido a tratamientos convencionales con ISRS.

Este hallazgo refuerza su potencial como una alternativa terapéutica en casos de difícil manejo.

11. Molecular Psychiatry (2024): "Neurobiological mechanisms of psilocybin in depression"

Un estudio publicado en *Molecular Psychiatry* en 2024 investigó los mecanismos neurobiológicos de la psilocibina en la depresión.

Los investigadores hallaron que su uso promueve la neuroplasticidad y la reorganización de redes cerebrales implicadas en la regulación emocional.

Estos hallazgos proporcionan una base científica para entender cómo la psilocibina puede generar efectos terapéuticos duraderos.

12. SAGE Journals (2025): "Concomitant use of antidepressants and classic psychedelics"

Este metaanálisis revisó 18 estudios clínicos y observacionales sobre el uso combinado de antidepresivos (especialmente ISRS) y psicodélicos clásicos, incluida la psilocibina.

Los resultados concluyeron que la administración simultánea es generalmente segura y bien tolerada, sin aumento significativo de efectos adversos graves.

Sin embargo, en algunos pacientes los efectos psicodélicos pueden atenuarse.

13. Nature (2025): "Dissociable effects of psilocybin and escitalopram for major depressive disorder"

Este ensayo clínico comparativo analizó la respuesta cerebral y conductual de pacientes con depresión mayor tratados con psilocibina versus escitalopram.

Los hallazgos revelaron que la psilocibina genera cambios sostenidos en el bienestar general y la organización cerebral, con una reducción significativa de los síntomas depresivos.

Los resultados sugieren que, para algunos pacientes, la psilocibina puede ser tan eficaz o incluso superior que los ISRS tradicionales, aunque resaltan la necesidad de estudios a mayor escala y seguimiento prolongado.

14. PubMed/JAMA Network (2025): "Control Group Outcomes in Trials of Psilocybin, SSRIs, or Esketamine for Major Depressive Disorder"

Un metaanálisis publicado en 2025 comparó los resultados de grupos de control en ensayos clínicos de psilocibina, ISRS y esketamina para depresión mayor.

Se observó que la psilocibina produjo una mejora clínica rápida y duradera en los pacientes, equiparable o superior a los ISRS y esketamina.

Se advierte que las expectativas y desenmascaramiento en estudios con psicodélicos pueden influir sobre los resultados, por lo que se requieren ensayos completamente ciegos para confirmar estos hallazgos.

15. PMC/Frontiers in Psychiatry (2024-2025): "Psilocybin with psychotherapeutic support for treatment-resistant depression"

Esta revisión sistemática y metaanálisis recopiló los principales ensayos clínicos aleatorizados hasta 2024 sobre psilocibina en pacientes con depresión resistente a tratamiento.

Los datos demuestran que la psilocibina, respaldada por soporte psicoterapéutico, logra mejorar síntomas depresivos y ansiosos con tasas bajas de efectos adversos y abandono.

Los autores destacaron la importancia de ampliar el tamaño muestral, diversificar los contextos clínicos y estudiar sus efectos en combinación con antidepresivos convencionales para establecer pautas de tratamiento más precisas.

Inflamación y depresión

La relación entre inflamación y depresión es un campo de investigación en constante expansión que continúa ganando relevancia en los últimos años.

Diversos estudios han demostrado una conexión bidireccional entre la inflamación sistémica y los trastornos del estado de ánimo, especialmente la depresión.

Pero, aunque los mecanismos exactos aún no se comprenden completamente, se considera que esta relación tiene bases evolutivas y que la inflamación crónica, común en la vida moderna, podría contribuir al desarrollo de la depresión.

1. Bases evolutivas

La inflamación es una respuesta biológica fundamental que ha sido clave para la supervivencia humana.

En su fase aguda, desempeña un papel crucial en la lucha contra infecciones y la reparación de tejidos dañados, promoviendo la sanación.

Desde una perspectiva evolutiva, la inflamación también induce cambios conductuales que favorecen la recuperación, como la reducción de la actividad física y el aislamiento social.

Estos cambios, conocidos como la "conducta del enfermo", incluyen fatiga, anhedonia (incapacidad para sentir placer) y desmotivación, síntomas que también caracterizan la depresión.

En el pasado, estos comportamientos pudieron haber ayudado a limitar la propagación de infecciones dentro de los grupos sociales; sin embargo, en la vida moderna, donde las infecciones agudas son menos comunes, estos mecanismos pueden volverse disfuncionales.

2. Antidepresivos antiinflamatorios

Los antidepresivos, en particular los inhibidores selectivos de la recaptación de serotonina (ISRS), no solo afectan los niveles de serotonina, sino que también ejercen efectos antiinflamatorios.

Estudios recientes han demostrado que los ISRS pueden reducir los niveles de citoquinas proinflamatorias y modular la respuesta inmune, lo que sugiere que parte de su eficacia en el tratamiento de la depresión podría deberse a su capacidad para disminuir la inflamación.

Este efecto antiinflamatorio podría explicar por qué algunos pacientes con depresión resistente al tratamiento, quienes a menudo presentan niveles elevados de inflamación, responden de manera más favorable a ciertos antidepresivos.

3. Potencial antiinflamatorio de la psilocibina

Estudios preclínicos han demostrado que la psilocibina también puede reducir la producción de citoquinas proinflamatorias y modular la respuesta inmune.

Este efecto podría ser clave para su eficacia en el tratamiento de la depresión, particularmente en pacientes con inflamación crónica.

Es por esto que las microdosis de psilocibina, que no producen efectos psicodélicos, pero tienen el potencial de modular la inflamación y promover la neuroplasticidad, han ganado atención como una opción terapéutica emergente para la depresión.

Sus propiedades antiinflamatorias podrían ser uno de los mecanismos clave subyacentes a su eficacia clínica.

Psilocibina y antidepresivos ISRS

Los inhibidores selectivos de la recaptación de serotonina (ISRS) son uno de los tratamientos farmacológicos más utilizados para tratar la depresión, especialmente en casos moderados a graves.

Su mecanismo de acción principal consiste en bloquear la recaptación de serotonina en las neuronas, lo que aumenta su disponibilidad en la hendidura sináptica.

Aunque los ISRS son considerados seguros y tienen menos efectos secundarios que otros antidepresivos, su interacción con sustancias como la psilocibina es un tema de creciente interés y atención en la comunidad médica y científica.

1. Mecanismo de acción de los ISRS

Los ISRS actúan inhibiendo el transportador de serotonina (SERT), lo que impide la recaptación de serotonina en las neuronas presinápticas.

Esto aumenta la concentración de serotonina en la hendidura sináptica, mejorando la comunicación neuronal.

Aunque este mecanismo es bien conocido, los científicos aún no comprenden completamente cómo este aumento produce efectos antidepresivos.

Se cree que los ISRS también promueven la neuroplasticidad y reducen la inflamación, lo que contribuiría a su eficacia.

2. Interacción entre psilocibina e ISRS

La interacción entre la psilocibina y los ISRS es compleja y aún no se comprende completamente.

Sin embargo, los estudios y la experiencia clínica han proporcionado algunas ideas clave.

Según la Dra. Erica Zelfand, experta en el uso clínico de psicodélicos, los usuarios de ISRS de larga data pueden requerir una dosis de psilocibina entre un 30 a 50% más alta para lograr efectos psicodélicos similares.

Esto se debe a que el uso constante de antidepresivos ISRS puede causar una regulación a la baja de los receptores 5-HT2A, reduciendo la sensibilidad a la psilocibina.

Esta es la razón por la que algunos estudios sugieren que la combinación de psilocibina con ISRS podría ser segura y eficaz en ciertos contextos.

Algunos de los ISRS más conocidos y sus nombres comerciales incluyen:

- Citalopram (Celexa, Cipramil)
- Escitalopram (Lexapro, Cipralex)
- Fluoxetina (Prozac, Sarafem)
- Fluvoxamina (Luvox, Faverin)
- Paroxetina (Paxil, Seroxat)
- Sertralina (Zoloft, Lustral)

Estos medicamentos son ampliamente recetados debido a su perfil de seguridad y eficacia en el tratamiento de la depresión y otros trastornos del estado de ánimo.

3. Consideraciones y recomendaciones

Dada la complejidad de la interacción entre la psilocibina y los ISRS, es esencial tomar precauciones y seguir recomendaciones específicas.

Antes de combinar psilocibina con cualquier antidepresivo, es crucial consultar con un médico o psiquiatra.

Esto es especialmente importante para pacientes que toman ISRS de larga data o que están en tratamiento por depresión resistente, ya que pueden requerir dosis más altas de psilocibina para lograr efectos terapéuticos equivalentes.

Sin embargo, cualquier ajuste de dosis debe realizarse bajo supervisión médica.

En algunos casos, incluso puede ser necesario descontinuar los ISRS antes de usar psilocibina.

Sin embargo, esto debe hacerse de manera gradual y bajo supervisión médica para evitar síntomas de abstinencia y agravar la depresión.

Psilocibina y antidepresivos IRSN

Los inhibidores de la recaptación de serotonina y norepinefrina (IRSN) son una clase de antidepresivos que también se utilizan para abordar trastornos de ansiedad y dolor crónico.

Su mecanismo de acción implica bloquear la recaptación de serotonina y norepinefrina, aumentando la disponibilidad de estos neurotransmisores en el cerebro.

Aunque los IRSN son eficaces y ampliamente recetados, su interacción con la psilocibina es un tema que requiere atención más detallada debido a las posibles implicaciones clínicas.

1. Mecanismo de acción de los IRSN

Los IRSN actúan inhibiendo los transportadores de serotonina (SERT) y norepinefrina (NET), lo que aumenta los niveles de estos neurotransmisores en la hendidura sináptica.

Este doble mecanismo puede ser particularmente útil en pacientes con depresión que no responden adecuadamente a los ISRS.

Aunque el mecanismo exacto de acción de los IRSN no se termina de comprender completamente, se cree que su eficacia se debe a la modulación de neurotransmisores y sus efectos secundarios en la neuroplasticidad y la reducción de la inflamación.

2. Interacción entre psilocibina e IRSN

La interacción entre psilocibina y antidepresivos IRSN es un área de investigación emergente.

Pero, aunque no se han realizado tantos estudios específicos como en el caso de los ISRS, se pueden extrapolar algunas consideraciones basadas en los mecanismos de acción de ambas sustancias.

Al igual que con los ISRS, es posible que los pacientes que toman IRSN de manera continuada experimenten una atenuación de los efectos psicodélicos de la psilocibina.

Esto se debe a que el uso prolongado de IRSN también puede causar una regulación a la baja de los receptores 5-HT2A, reduciendo la sensibilidad a la psilocibina.

En estos casos, también sería necesario ajustar la dosis de psilocibina. Siempre bajo supervisión médica.

Algunos de los IRSN más conocidos y sus nombres comerciales incluyen:

- Desvenlafaxina (Pristiq, Khedezla)
- Duloxetina (Cymbalta)
- Levomilnaciprán (Fetzima)
- Milnaciprán (Ixel, Savella)
- Venlafaxina (Effexor XR)

Estos medicamentos son ampliamente recetados debido a su eficacia en el tratamiento de la depresión, los trastornos de ansiedad y el dolor crónico.

3. Consideraciones y recomendaciones

Dada la complejidad de la interacción entre psilocibina y antidepresivos IRSN, es esencial tomar precauciones y seguir recomendaciones específicas.

Antes de combinar psilocibina con cualquier antidepresivo, es crucial consultar con un médico o psiquiatra.

Esto es especialmente importante para pacientes que toman IRSN de larga data o que están en tratamiento por depresión resistente.

Los pacientes que toman IRSN pueden requerir dosis más altas de psilocibina para lograr efectos terapéuticos o psicodélicos equivalentes.

Es importante monitorear cuidadosamente a los pacientes para detectar cualquier signo de síndrome serotoninérgico o efectos adversos.

En algunos casos, incluso puede ser necesario descontinuar los IRSN antes de usar psilocibina.

Sin embargo, esto siempre debe hacerse de manera gradual y bajo supervisión médica.

Psilocibina y antidepresivos IMAO

Los inhibidores de la monoaminooxidasa (IMAO) se utilizan principalmente para tratar la depresión y los trastornos de ansiedad, especialmente en casos resistentes a otros tratamientos.

Su mecanismo de acción implica inhibir la enzima monoaminooxidasa, lo que aumenta los niveles de serotonina, norepinefrina y dopamina en el cerebro.

Sin embargo, la combinación de IMAO con psilocibina plantea riesgos significativos que requieren una atención especial adicional.

1. Mecanismo de acción de los IMAO

Los IMAO actúan inhibiendo la enzima monoaminooxidasa (MAO), responsable de descomponer serotonina, norepinefrina y dopamina, principalmente en el cerebro y otros tejidos periféricos.

Al bloquear esta enzima, los IMAO aumentan los niveles de estos neurotransmisores, lo que ayudaría a mejorar el estado de ánimo y reducir los síntomas depresivos.

Existen dos tipos de IMAO: MAO-A y MAO-B. Los IMAO no selectivos inhiben ambas formas de la enzima, mientras que los IMAO selectivos (como la moclobemida) inhiben principalmente MAO-A, que está más involucrada en el metabolismo de la serotonina y la norepinefrina.

Los IMAO tienen un perfil de efectos secundarios más complejo que otros antidepresivos, incluyendo el riesgo de interacciones graves con ciertos alimentos y medicamentos debido a la acumulación de tiramina.

2. Interacción entre psilocibina e IMAO

La combinación de psilocibina con IMAO es particularmente preocupante debido al riesgo de síndrome serotoninérgico, una condición potencialmente grave causada por un exceso de serotonina en el sistema nervioso central.

Porque, aunque la psilocibina no aumenta directamente los niveles de serotonina, su acción sobre los receptores 5-HT2A puede potenciar los efectos de los IMAO, aumentando el riesgo de interacciones peligrosas.

Los IMAO aumentan significativamente los niveles de serotonina en el cerebro, por lo que la combinación con psilocibina podría exacerbar este efecto.

Al mismo tiempo, los IMAO también inhiben la metabolización de la psilocibina, lo que puede ayudar a prolongar y potenciar sus efectos, aumentando el riesgo de reacciones adversas.

Algunos de los IMAO más conocidos y sus nombres comerciales incluyen:

- Bifemelano (Alnert, Celeport)
- Caroxazona (Surodil, Timostenil)
- Isocarboxazida (Marplan)
- Metralindol (Inkazan)
- Moclobemida (Aurorix, Manerix)
- Fenelzina (Nardil)
- Pirlindol (Pirazidol)

- Selegilina (Eldepryl, Zelapar, Emsam)
- Tranilcipromina (Parnate)
- Toloxatona (Humoryl)

Estos medicamentos son menos utilizados que los ISRS o los IRSN debido a su perfil de efectos secundarios y al riesgo de interacciones graves.

3. Consideraciones y recomendaciones

Dada la complejidad y el riesgo asociado con la combinación de psilocibina e IMAOs, es esencial tomar precauciones y seguir recomendaciones específicas.

En general, se recomienda evitar la combinación de psilocibina con IMAO debido al riesgo significativo de síndrome serotoninérgico y otras reacciones adversas.

Antes de considerar el uso de psilocibina, los pacientes que toman IMAO deben consultar con un médico o psiquiatra que evalúe el descontinuarlos de manera gradual y bajo supervisión.

Si se decide combinar psilocibina con IMAOs (en casos excepcionales), es crucial monitorear cuidadosamente al paciente para detectar cualquier signo de síndrome serotoninérgico o posibles efectos adversos.

Psilocibina y antidepresivos TCA/TeCA

Los antidepresivos tricíclicos (TCA) y tetracíclicos (TeCA) fueron de los primeros fármacos desarrollados para el tratamiento de la depresión.

Aunque fueron ampliamente utilizados en el pasado, su uso ha disminuido debido a su perfil de efectos secundarios y su potencial toxicidad.

Estos medicamentos actúan principalmente aumentando los niveles de serotonina y norepinefrina en el cerebro, pero también interfieren con una amplia gama de otros receptores y canales iónicos, contribuyendo a un complejo perfil de efectos adversos.

La combinación de TCA/TeCA con psilocibina plantea riesgos significativos que requieren una atención particular especial.

1. Mecanismo de acción de los TCA y TeCA

Los TCA y TeCA actúan inhibiendo la recaptación de serotonina y norepinefrina, lo que aumenta los niveles de estos neurotransmisores en la hendidura sináptica.

Sin embargo, los TCA y TeCA también bloquean receptores de histamina (H1), acetilcolina (muscarínicos) y alfa-adrenérgicos, lo que contribuye a efectos secundarios como sedación, sequedad bucal, visión borrosa y aumento de peso.

Estos medicamentos también bloquean los canales de sodio y potasio, lo que puede afectar la frecuencia cardíaca y aumentar el riesgo de arritmias y otros problemas cardiovasculares.

2. Interacción entre psilocibina y TCA/TeCA

La combinación de psilocibina con TCA o TeCA es particularmente preocupante debido al riesgo de efectos adversos graves, incluyendo el síndrome serotoninérgico y complicaciones cardiovasculares.

Aunque la psilocibina no aumenta directamente los niveles de serotonina, su acción sobre los receptores 5-HT2A puede potenciar los efectos de los TCA/TeCA, aumentando el riesgo de interacciones peligrosas.

Los TCA y TeCA pueden causar arritmias cardíacas, especialmente en dosis altas o en combinación con otras sustancias como la psilocibina, pudiendo aumentar el riesgo de complicaciones cardiovasculares.

Algunos de los TCA y TeCA más conocidos y sus nombres comerciales incluyen:

- Amineptina (Survector, Maneon)
- Amitriptilina (Elavil, Endep)
- Amitriptilinóxido (Amioxid, Ambivalon)
- Amoxapina (Asendin)
- Clomipramina (Anafranil)
- Desipramina (Norpramin, Pertofrane)

- Dibencepina (Noveril, Victoril)
- Dimetacrina (Istonil)
- Dosulepina (Prothiaden)
- Doxepina (Adapin, Sinequan)
- Imipramina (Tofranil)
- Lofepramina (Lomont, Gamanil)
- Maprotilina (Ludiomil)
- Melitraceno (Dixeran, Melixeran, Trausabun)
- Mianserina (Tolvon)
- Mirtazapina (Remeron)
- Nitroxazepina (Sintamil)
- Nortriptilina (Pamelor, Aventyl)
- Noxiptilina (Agedal, Elronon, Nogedal)
- Opipramol (Insidon)
- Pipofezina (Azafen/Azaphen)
- Protriptilina (Vivactil)
- Setiptilina (Tecipul)
- Tianeptina (Stablon, Coaxil)
- Trimipramina (Surmontil)

Estos medicamentos son menos utilizados que los ISRS o los IRSN debido a su perfil de efectos secundarios y al riesgo de toxicidad.

3. Consideraciones y recomendaciones

Dada la complejidad y el riesgo asociado con la combinación de psilocibina y TCA/TeCA, es esencial tomar precauciones y seguir recomendaciones específicas.

En general, se recomienda evitar la combinación de psilocibina con TCA o TeCA debido al riesgo significativo de síndrome serotoninérgico y complicaciones cardiovasculares.

Antes de considerar el uso de psilocibina, los pacientes que toman TCA/TeCA deben consultar con un médico o psiquiatra.

Es posible que sea necesario descontinuar los TCA/TeCA antes de usar psilocibina, pero esto debe hacerse de manera gradual y bajo supervisión médica.

Si se decide combinar psilocibina con TCA/TeCA (en casos excepcionales y estrictos), es crucial monitorear cuidadosamente al paciente para detectar cualquier signo de síndrome serotoninérgico o efectos cardiovasculares adversos.

Psilocibina y antidepresivos NRI/NDRI

Los inhibidores de la recaptación de norepinefrina (NRI) y los inhibidores de la recaptación de norepinefrina-dopamina (NDRI) son una clase de antidepresivos utilizados para tratar, además, otros trastornos del estado de ánimo, como el déficit de atención e hiperactividad (TDAH).

1. Mecanismo de acción de los NRI y NDRI

Los NRI y NDRI actúan inhibiendo la recaptación de norepinefrina y en el caso de los NDRI, también de dopamina, aumentando su disponibilidad en el cerebro.

Esto aumenta la disponibilidad de estos neurotransmisores en la hendidura sináptica, lo que puede ayudar a mejorar el estado de ánimo, la energía y la motivación de los pacientes.

2. Interacción entre psilocibina y NRI/NDRI

Aunque no se han realizado estudios específicos sobre la interacción entre la psilocibina y los NRI/NDRI, se pueden extrapolar algunas consideraciones basadas en los mecanismos de acción de ambas sustancias.

Dado que la psilocibina no afecta directamente los sistemas de norepinefrina o dopamina, es menos probable que interactúe directamente con los antidepresivos NRI/NDRI.

Sin embargo, la combinación podría tener efectos impredecibles en el estado de ánimo y la cognición.

Los NRI y NDRI pueden aumentar la energía y la motivación, mientras que la psilocibina puede inducir estados emocionales intensos y alteraciones perceptivas, una combinación de efectos que podría ser abrumadora para algunos pacientes.

Y aunque no se ha documentado un riesgo significativo de síndrome serotoninérgico al utilizarlos de forma conjunta, es importante monitorear cuidadosamente a los pacientes para detectar cualquier sintomatología adversa.

Algunos de los NRI y NDRI más conocidos y sus nombres comerciales incluyen:

- Atomoxetina (Strattera)
- Bupropión (Wellbutrin)
- Metilfenidato (Ritalin, Concerta)
- Reboxetina (Edronax)
- Teniloxazina (Lucelan, Metatone)
- Viloxazina (Vivalan)

Estos medicamentos son ampliamente utilizados debido a su eficacia en el tratamiento de la depresión, el TDAH y otros trastornos del estado de ánimo.

3. Consideraciones y recomendaciones

Dada la falta de estudios específicos sobre la interacción entre la psilocibina y los NRI/NDRI, es esencial tomar precauciones y seguir recomendaciones específicas.

Antes de combinar psilocibina con cualquier antidepresivo, es crucial consultar con un médico o psiquiatra, especialmente pacientes que toman NRI/NDRI de larga data o que están en tratamiento por depresión resistente.

Es importante monitorear cuidadosamente a los pacientes para detectar cualquier signo de efectos adversos, como agitación, ansiedad o alteraciones perceptivas.

En algunos casos, puede ser necesario ajustar la dosis de psilocibina o de NRI/NDRI para minimizar el riesgo de interacciones.

Sin embargo, esto debe hacerse de manera gradual y bajo supervisión médica para evitar síntomas de abstinencia y agravar la depresión.

Psilocibina y antidepresivos SMS/SARI

Los moduladores y estimuladores de serotonina (SMS) y los antagonistas e inhibidores de la recaptación de serotonina (SARI) son dos clases de antidepresivos que, aunque comparten similitudes con los ISRS, tienen mecanismos de acción más complejos.

Estos medicamentos no solo aumentan los niveles de serotonina en el cerebro, sino que también modulan otros receptores serotoninérgicos, lo que puede desencadenar efectos adicionales y menos predecibles.

La combinación de estos antidepresivos con psilocibina plantea riesgos significativos que requieren una atención detallada.

1. Mecanismo de acción de los SMS y SARI

Los SMS y SARI tienen mecanismos de acción únicos que los diferencian de los ISRS, ya que no solo inhiben la recaptación de serotonina, sino que también modulan otros receptores serotoninérgicos.

Estos antidepreivos combinan la inhibición de la recaptación de serotonina con la antagonización de ciertos receptores serotoninérgicos.

Por ejemplo, la vortioxetina actúa como un agonista parcial de los receptores 5-HT1A y como antagonista de los receptores 5-HT3 y 5-HT7, lo que puede mejorar la cognición y reducir los efectos secundarios gastrointestinales.

La trazodona, por su parte, es un antagonista de los receptores 5-HT2A y 5-HT2C, lo que puede ayudar a mejorar la calidad del sueño y reducir la ansiedad.

2. Interacción entre psilocibina y SMS/SARI

La combinación de psilocibina con SMS o SARI es particularmente preocupante debido a la complejidad de los mecanismos de acción de estos antidepresivos y su impacto en el sistema serotoninérgico.

Aunque no se han realizado estudios específicos sobre esta interacción, se pueden extrapolar algunas consideraciones basadas en los mecanismos de acción de ambas sustancias.

Los SMS y SARI aumentan los niveles de serotonina y modulan varios de sus receptores, lo que puede aumentar el riesgo de síndrome serotoninérgico cuando se combinan con psilocibina.

Dado que los SMS y SARI tienen efectos complejos sobre el sistema serotoninérgico, la combinación con psilocibina podría dar como resultado efectos impredecibles en el estado de ánimo, la cognición y la percepción.

La psilocibina y los SMS/SARI podrían interactuar tanto de manera sinérgica como antagónica en los receptores serotoninérgicos, lo que podría alterar los efectos terapéuticos de ambas sustancias.

Algunos de los SMS y SARI más conocidos y sus nombres comerciales incluyen:

- Trazodona (Desyrel)
- Vilazodona (Viibryd)
- Vortioxetina (Trintellix)

Estos medicamentos son utilizados para tratar la depresión y otros trastornos del estado de ánimo y su perfil de efectos secundarios puede variar según su mecanismo de acción específico.

3. Consideraciones y recomendaciones

Dada la complejidad y el riesgo asociado con la combinación de psilocibina y SMS/SARI, es esencial tomar precauciones y seguir recomendaciones específicas.

En general, se recomienda evitar la combinación de psilocibina con SMS o SARI debido al riesgo significativo de síndrome serotoninérgico y otros efectos adversos.

Antes de considerar el uso de psilocibina, los pacientes que toman SMS/SARI deben consultar con un médico o psiquiatra.

Es posible que sea necesario descontinuar los SMS/SARI antes de usar psilocibina, pero esto debe hacerse de manera gradual y bajo supervisión médica.

Si se decide combinar psilocibina con SMS/SARI (en casos excepcionales y estrictos), es crucial monitorear cuidadosamente al paciente para detectar cualquier signo de síndrome serotoninérgico o efectos adversos.

Psilocibina y litio

El litio es un metal alcalino que se utiliza desde hace décadas como tratamiento para trastornos del estado de ánimo, como bipolaridad y depresión resistente al tratamiento.

Su mecanismo de acción exacto no se ha logrado comprender completamente, pero se cree que debe a la modulación de diversos neurotransmisores, incluyendo la serotonina y la noradrenalina, promoviendo la estabilidad del estado de ánimo.

Sin embargo, el litio tiene un estrecho margen terapéutico, lo que significa que la dosis efectiva está muy cerca de la dosis tóxica y puede interactuar de formas inesperadas con otras sustancias, incluyendo la psilocibina.

1. Mecanismo de acción del litio

El litio es uno de los estabilizadores del estado de ánimo más antiguos sobre cuyo mecanismo de acción se han propuesto varias teorías.

Se cree que incrementa los niveles de serotonina y noradrenalina en el cerebro, lo que explicaría su efecto antidepresivo y como estabilizador del estado de ánimo.

Además, promovería la neuroplasticidad y la neurogénesis, lo que puede ayudar a proteger el cerebro contra el daño causado por los episodios maníacos y depresivos.

El litio también afectaría las vías de señalización intracelular, como la vía del fosfatidilinositol y la glucógeno sintasa quinasa-3 (GSK-3), lo que puede explicar sus efectos terapéuticos.

2. Interacción entre psilocibina y litio

La combinación de psilocibina con litio es particularmente preocupante debido al riesgo de efectos adversos graves, incluyendo convulsiones y síndrome serotoninérgico.

Aunque no se han realizado estudios específicos sobre esta interacción, se pueden extrapolar algunas considraciones basadas en los mecanismos de acción de ambas sustancias.

El litio puede reducir el umbral convulsivo, lo que aumenta el riesgo asociado cuando se combina con sustancias que afectan el sistema nervioso central, como la psilocibina.

Aunque la psilocibina no aumenta directamente los niveles de serotonina, su acción sobre los receptores 5-HT2A podría potenciar los efectos del litio, aumentando el riesgo de síndrome serotoninérgico.

Dado que el litio tiene un mecanismo de acción complejo y afecta múltiples sistemas de neurotransmisores, la combinación con psilocibina podría desencadenar efectos impredecibles en el estado de ánimo, la cognición y la percepción.

3. Consideraciones y recomendaciones

Dada la complejidad y el riesgo asociado con la combinación de psilocibina y litio, es esencial tomar precauciones y seguir recomendaciones específicas.

En general, se recomienda evitar la combinación de psilocibina con litio debido al riesgo significativo de convulsiones, síndrome serotoninérgico y otros efectos adversos.

Antes de considerar el uso de psilocibina, los pacientes que toman litio deben consultar con un médico o psiquiatra.

Es posible que sea necesario descontinuar el litio antes de usar psilocibina, pero esto debe hacerse de manera gradual y bajo supervisión médica.

Si se decide combinar psilocibina con litio (en casos excepcionales), es crucial monitorear cuidadosamente al paciente para detectar cualquier signo de convulsiones, síndrome serotoninérgico o efectos adversos.

IX. Cultivo de hongos con psilocibina

El cultivo de hongos con psilocibina en casa es una práctica que, aunque puede parecer compleja, se vuelve más accesible con una comprensión clara del paso a paso.

Este capítulo está diseñado para guiar tanto a principiantes como personas con poca experiencia en el cultivo de hongos, proporcionando una explicación detallada de todo el proceso.

Ingredientes y materiales

Antes de comenzar, es fundamental reunir todos los ingredientes y materiales necesarios.

Esta lista te proporciona lo básico para comenzar un cultivo de hongos con psilocibina, con cantidades ajustadas para un proceso estándar.

1. Sustrato y esporas

- 1 kg de grano estéril (centeno o trigo).
- 1 jeringa estéril de 10 ml con esporas.
- 500 g de fibra de coco.
- 500 g de vermiculita.

2. Contenedores y herramientas

- 2-3 bolsas o frascos esterilizados.
- Caja transparente de 20-30 litros con tapa.
- 1 manta calefactora (7-15 W).
- 1 termómetro.
- 1 higrómetro.

- 1 rociador de 250 ml.
- Guantes de nitrilo.
- Mascarillas.

3. Limpieza y esterilización

- 500 ml de alcohol isopropílico al 70%.
- 1 lata de desinfectante tipo Lysoform.
- Cinta adhesiva o parches de filtros.
- Papel absorbente o toallas desechables.

4. Adicionales

- 1 pieza de cartón.
- 1 tijeras o cuchillo esterilizado.
- 1 tenedor esterilizado.
- 1 bolsa de basura negra.

Funciones y definiciones

Antes de detallar el proceso de cultivo básico, es esencial comprender el papel que cada uno de estos ingredientes y materiales desempeña en el proyecto.

1. Sustrato estéril

El sustrato es el medio en el que crecerá el micelio. Los granos como el centeno, el trigo o el arroz integral son opciones populares porque son ricos en nutrientes y fáciles de esterilizar.

El sustrato debe estar completamente esterilizado para evitar la contaminación por bacterias u otros hongos.

2. Esporas o micelio

Las esporas son las "semillas" de los hongos, mientras que el micelio es la red de hifas que crece a partir de las esporas.

En algunos países incluso puedes adquirir esporas en jeringas estériles o micelio ya colonizado.

Las jeringas de esporas son ideales para principiantes, ya que son fáciles de manejar y distribuir.

3. Fibra de coco y vermiculita

Estos materiales se utilizan para crear un sustrato rico en nutrientes y con buena retención de humedad.

La fibra de coco aporta nutrientes, mientras que la vermiculita ayuda a mantener la humedad, lo que es crucial para el crecimiento de los hongos.

4. Caja de plástico o contenedor

Este será el espacio donde se llevará a cabo la incubación y la fructificación.

Asegúrate de que tenga tapa y que sea lo suficientemente grande para albergar el sustrato.

Los contenedores de plástico transparente son ideales porque permiten monitorear el crecimiento sin abrirlos.

5. Manta calefactora

Esencial para mantener una temperatura constante durante la incubación.

Asegúrate de que no esté en contacto directo con el sustrato para evitar sobrecalentamientos.

Coloca un cartón entre la manta y el sustrato para distribuir el calor de manera uniforme.

6. Termómetro e higrómetro

Estos instrumentos te permitirán monitorear la temperatura y la humedad, dos factores críticos para el éxito del cultivo.

La temperatura ideal para la incubación es de 25-28°C, mientras que la humedad debe mantenerse entre 70-99% durante la fructificación.

7. Rociador

Necesitarás un rociador para mantener la humedad durante la etapa de fructificación. Asegúrate de que esté limpio y esterilizado.

El agua debe ser destilada o hervida para evitar la introducción de contaminantes.

8. Alcohol y desinfectantes

Mantener un entorno estéril es crucial. Utiliza alcohol al 70% o desinfectantes como Lysoform para limpiar superficies y herramientas.

También puedes usar una solución de cloro diluida para desinfectar el área de trabajo.

9. Guantes y mascarilla

Estos elementos te ayudarán a reducir el riesgo de contaminación durante el proceso de inoculación y manipulación del sustrato.

Los guantes de nitrilo son preferibles porque son menos propensos a dejar residuos.

Preparación del espacio de trabajo

El éxito del cultivo depende en gran medida de la esterilidad del entorno.

Los hongos con psilocibina compiten con bacterias y mohos por los nutrientes, por lo que es crucial minimizar la presencia de contaminantes.

1. Limpieza profunda

Limpia el área de trabajo con alcohol o desinfectante. Asegúrate de que no haya corrientes de aire que puedan introducir contaminantes.

Puedes usar un espray de Lysoform para desinfectar el aire. También es recomendable limpiar el suelo con una solución de cloro (1 taza de cloro por 1 galón de agua).

2. Preparación personal

Lávate las manos minuciosamente y usa ropa limpia. Considera usar guantes y una mascarilla para reducir el riesgo de contaminación.

Evita usar mangas largas o joyas que puedan arrastrar contaminantes.

Si tienes el cabello largo, átalo para evitar que caiga sobre el sustrato.

3. Organización

Ten todos los materiales a mano y organizados para evitar movimientos innecesarios que puedan alterar el entorno estéril.

Prepara una superficie de trabajo lisa y fácil de limpiar, como una mesa de acero inoxidable o plástico.

Primer paso: inoculación

La inoculación es el proceso de introducir las esporas o el micelio en el sustrato estéril.

Este es el primer paso para iniciar el crecimiento del micelio.

1. Preparación del sustrato

Si estás utilizando grano, asegúrate de que esté bien cocido y esterilizado. Luego, colócalo en bolsas o frascos esterilizados.

El grano debe estar húmedo, pero no encharcado. Puedes esterilizar el grano en una olla a presión durante 90 minutos a 15 PSI.

2. Inyección de esporas

Usa una jeringa estéril para inyectar la solución de esporas en el sustrato.

Agita la jeringa antes de usarla para asegurarte de que las esporas estén bien mezcladas.

Inyecta aproximadamente 1-2 ml de solución por cada bolsa o frasco.

Distribuye la solución de manera uniforme para asegurar una colonización homogénea.

3. Sellado

Una vez inoculado, sella las bolsas o frascos con cinta adhesiva o parches de filtro para permitir el intercambio de gases sin permitir la entrada de contaminantes.

Asegúrate de que los sellos estén bien ajustados. Si estás usando frascos, puedes cubrir la tapa con papel de aluminio para evitar la entrada de contaminantes.

Segundo paso: incubación

Durante la incubación, el micelio comienza a colonizar el sustrato.

Este proceso puede tardar entre 3 y 4 semanas, dependiendo de las condiciones ambientales.

1. Temperatura

Mantén el sustrato a una temperatura constante de 25-28°C. Usa una manta calefactora para mantener el calor, pero asegúrate de que no esté en contacto directo con el sustrato.

Coloca un cartón entre la manta y el sustrato para evitar sobrecalentamientos.

Si la temperatura es demasiado baja, el micelio crecerá lentamente; si es demasiado alta, puede favorecer el crecimiento de contaminantes.

2. Oscuridad

El micelio crece mejor en la oscuridad, por lo que es recomendable mantener el sustrato en un lugar oscuro durante esta etapa.

Puedes cubrir el contenedor con una tela oscura o colocarlo en un armario.

La luz no es necesaria en esta etapa y puede incluso retrasar el crecimiento del micelio.

3. Monitoreo

Revisa periódicamente el sustrato para asegurarte de que no haya contaminación.

El micelio debe verse como una red blanca algodonada que cubre el sustrato.

Si observas manchas verdes, rosadas, negras u otro color, es probable que haya contaminación.

En ese caso, es mejor desechar el sustrato contaminado sin abrirlo para evitar que afecte al resto del cultivo.

Tercer paso: preparación del bulk

Una vez que el sustrato está completamente colonizado, es hora de preparar el bulk, que es la mezcla final que permitirá la fructificación.

1. Mezcla de sustratos

Combina el sustrato colonizado con fibra de coco y vermiculita.

Asegúrate de que la mezcla sea homogénea y no esté compactada. Puedes usar un tenedor esterilizado para mezclar los ingredientes.

La proporción recomendada es aproximadamente 1 parte de sustrato colonizado por 2 partes de fibra de coco y vermiculita.

2. Colocación en el contenedor

Coloca la mezcla en un contenedor de plástico esterilizado.

Asegúrate de que el contenedor tenga agujeros para el intercambio de gases, cubiertos con filtros.

Esto permitirá que el micelio respire sin exponerse a contaminantes.

La mezcla debe quedar suelta y aireada, sin compactar.

3. Condiciones de crecimiento

Mantén el bulk a una temperatura de 25-28°C y en un lugar oscuro hasta que esté completamente colonizado. Esto puede tardar entre 5 y 7 días.

Durante este tiempo, el micelio se extenderá por toda la mezcla, creando una red blanca y algodonada.

Cuarto paso: fructificación

La fructificación es la etapa en la que aparecen los primeros cuerpos fructíferos (primordios), que eventualmente se convertirán en hongos maduros.

Para este paso, primero reduce la temperatura a un rango de entre 20 y 24°C y mantén la humedad entre el 70 y 99%.

Luego coloca el contenedor en un lugar donde reciba luz natural indirecta, pero evita la luz solar directa.

La luz ayuda a estimular la formación de primordios, pero no debe ser demasiado intensa.

1. Ventilación y humedad

Abre el contenedor varias veces al día para ventilar y rociar agua para mantener la humedad.

Evita encharcamientos, ya que el exceso de agua puede favorecer la aparición de moho.

La ventilación es crucial para evitar la acumulación de dióxido de carbono, que puede inhibir el crecimiento de los hongos.

2. Aparición de primordios

Los primordios son pequeñas protuberancias que eventualmente se convertirán en hongos completos.

Los primeros primordios deberían aparecer entre 7 y 15 días. Una vez que aparezcan, continúa con la ventilación y el rociado hasta que los hongos estén listos para la cosecha.

Quinto paso: cosecha

La cosecha es el momento en el que finalmente puedes disfrutar del fruto de tu trabajo.

1. Punto óptimo de cosecha

Cosecha los hongos cuando el velo bajo el sombrero comience a romperse. Esto indica que están en su punto máximo de madurez.

Si esperas demasiado, los hongos liberarán sus esporas, lo que puede afectar la calidad del sustrato para futuras cosechas.

2. Técnica de cosecha

Gira suavemente el hongo mientras lo jalas hacia arriba para evitar dañar el micelio.

Esto permitirá que el sustrato produzca más oleadas de hongos.

Evita arrancar los hongos con fuerza, ya que esto puede dañar el micelio y reducir la producción en futuras oleadas.

3. Secado

Seca los hongos en un deshidratador entre 40 y 55°C o colócalos en un lugar ventilado hasta que estén completamente secos y crujientes; esto asegurará que se conserven adecuadamente.

Los hongos secos pueden almacenarse en frascos de vidrio con tapa hermética, preferiblemente en un lugar fresco y oscuro, o idealmente en bolsas selladas al vacío almacenadas en la nevera.

Consejos finales

El cultivo de hongos requiere tiempo y atención. No te desanimes si no ves resultados inmediatos.

El proceso puede tardar varias semanas, pero la recompensa vale la pena.

Mantén siempre un entorno limpio y estéril para evitar contaminaciones.

La contaminación es el mayor enemigo del cultivo de hongos, por lo que la limpieza es clave.

Cada cultivo es una oportunidad para aprender y mejorar. No tengas miedo de ajustar las condiciones según tus observaciones.

Con el tiempo, desarrollarás un "instinto" para lo que funciona mejor en tu entorno.

Bibliografía

1. Oña, Genís. Tu cerebro con psicodélicos - Guías del psiconauta (Spanish Edition). https://www.amazon.com/cerebro-psicod%C3%A9licos-Farmacolog%C3%ADa-neurociencia-psilocibina/dp/8418943254

2. Austin, Paul F. Mastering Microdosing: How to Use Sub-Perceptual Psychedelics to Heal Trauma, Improve Performance, and Transform Your Life. Houndstooth Press. https://www.amazon.com/-/es/Paul-F-Austin-ebook/dp/B0BJNHR5HT/

3. F. Barge, Xosé. Microdosis de hongos mágicos: Prólogo de José Carlos Bouso (Spanish Edition). https://www.amazon.com/-/es/Xos%C3%A9-F-Barge-ebook/dp/B09542CCNY/

4. ROSS PH.D, DANIELS. MICRODOSING PSILOCYBIN MUSHROOM: Comprehensive Guide on How to Microdose with Magic Mushroom for Health and Healing. https://www.amazon.com/-/es/DANIELS-ROSS-PH-D/dp/1660176883/

5. Strassman, Rick. The Psychedelic Handbook: A Practical Guide to Psilocybin, LSD, Ketamine, MDMA, and Ayahuasca (p. 13). Ulysses Press. https://www.amazon.com/-/es/Rick-Strassman-MD/dp/1646043812/

6. Qué es la psilocibina y cómo actúa en nuestro cerebro durante un viaje psicodélico.
https://www.weedmagazine.net/que-es-la-psilocibina-y-como-actua-en-nuestro-cerebro-durante-un-viaje-psicodelico/

7. Microdosing Protocols.
https://microdosinginstitute.com/how-to/microdosing-protocols/

8. Hongos psilocibes: información básica.
https://www.iceers.org/es/hongos-psilocibes-informacion-basica/

9. Potencial terapéutico de los alucinógenos en las cefaleas.
https://scielo.isciii.es/scielo.php?script=sci_arttext&pid=S1989-38092021000100004

10. Psilocybin (Magic Mushrooms).
https://www.drugscience.org.uk/drug-information/psilocybin/

11. Psychedelic Drug Psilocybin Tamps Down Brain's Ego Center.
https://www.hopkinsmedicine.org/news/newsroom/news-releases/research-story-tip-psychedelic-drug-psilocybin-tamps-down-brains-ego-center

12. Schultes: el etnobotánico ante la carne de los dioses.
https://saberesyciencias.com.mx/2014/04/01/schultes-el-etnobotanico-ante-la-carne-de-los-dioses/

13. Default Mode Network - An Overview.
https://www.sciencedirect.com/topics/neuroscience/default-mode-network

14. Drogas de abuso emergentes. ¿Son emergentes? Proyección terapéutica.
http://147.96.70.122/Web/TFG/TFG/Memoria/VICTOR%20FERNANDEZ%20MARTINEZ.pdf

15. Psychedelic microdosing benefits and challenges: an empirical codebook.
https://www.ncbi.nlm.nih.gov/pmc/articles/PMC6617883/

16. Microdosing Protocols.
https://microdosinginstitute.com/how-to/microdosing-protocols/

17. Psilocybin-induced contraction of nearby visual space.
https://link.springer.com/article/10.1007/BF01965761

18. The Safety and Efficacy of Psilocybin in Participants With Treatment Resistant Depression (P-TRD).
https://clinicaltrials.gov/ct2/show/NCT03775200

19. A Scientific First: How Psychedelics Bind to Key Brain Cell Receptor.
https://www.med.unc.edu/pharm/a-scientific-first-how-psychedelics-bind-to-key-brain-cell-receptor/

20. Effects of psilocybin on hippocampal neurogenesis and extinction of trace fear conditioning.
https://pubmed.ncbi.nlm.nih.gov/23727882/

21. Psilocybin produces substantial and sustained decreases in depression and anxiety in patients with life-threatening cancer: A randomized double-blind trial.
https://www.ncbi.nlm.nih.gov/pmc/articles/PMC5367557/

22. Clinical potential of psilocybin as a treatment for mental health conditions.
https://www.ncbi.nlm.nih.gov/pmc/articles/PMC6007659/

23. Neurohealth Properties of Hericium erinaceus Mycelia Enriched with Erinacines.
https://www.ncbi.nlm.nih.gov/pmc/articles/PMC5987239/

24. Paul Stamet's Niacin/Lion's Mane Protocol.
https://medium.com/psychedelic-fiction/paul-stamets-lion-s-mane-protocol-good-news-it-works-3cfd6d9f08b

25. Drug-drug interactions between psychiatric medications and MDMA or psilocybin: a systematic review.
https://link.springer.com/article/10.1007/s00213-022-06083-y

26. The role of inflammation in depression: from evolutionary imperative to modern treatment target.
https://pubmed.ncbi.nlm.nih.gov/26711676/

27. Psilocybin and SSRIs: A Talk with Dr. Erica Zelfand, ND.
https://psychedelic.support/resources/psilocybin-and-ssris/

28. Psilocybin targets a common molecular mechanism for cognitive impairment and increased craving in alcoholism.
https://www.science.org/doi/10.1126/sciadv.abh2399

29. What a flow state is and how to achieve it.
https://www.medicalnewstoday.com/articles/flow-state#characteristics

30. Random, Vida. DROGAS ILEGALES: Una guía para entender las sustancias ilícitas más populares y los riesgos asociados al consumo.
https://www.amazon.com/DROGAS-ILEGALES-sustancias-populares-asociados-ebook/dp/B09LTHM9KV

31. Bouso, José Carlos. Psilocibes, the mushrooms.
https://www.researchgate.net/profile/Jose-Carlos-Bouso/publication/331400061_Psilocibes_-the_mushrooms-/links/5c77c488458515831f75e431/Psilocibes-the-mushrooms.pdf